AF246392

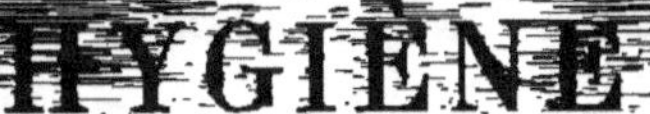

HYGIÈNE

DES

ORGANES DE LA VOIX

MANUEL PRATIQUE

A L'USAGE

DES CHANTEURS ET DES ORATEURS

PAR

Sir MORELL MACKENZIE M. D.

Médecin consultant à l'hôpital des maladies de la gorge
Ex-médecin-et professeur de physiologie à London hospital
Médecin de la Société royale des musiciens.

TRADUIT D'APRÈS LA 3e ÉDITION ANGLAISE

PAR LES DOCTEURS

L. BRACHET	G. COUPARD
Attaché aux Bains d'Aix et de Marlioz (Savoie)	Médecin de la fondation Pereire et du Collège Stanislas

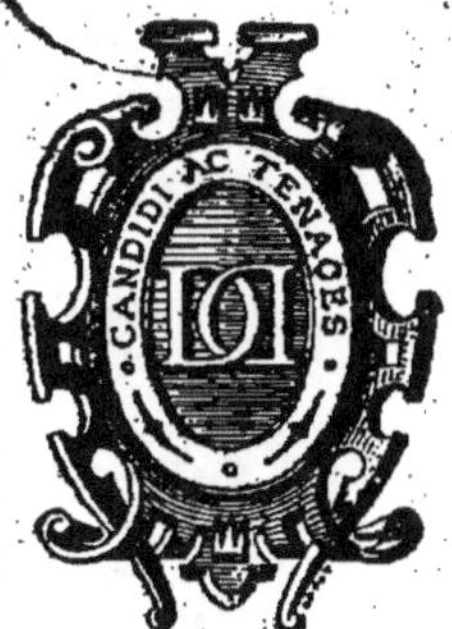

PARIS

E. DENTU, ÉDITEUR

LIBRAIRIE DE LA SOCIÉTÉ DES GENS DE LETTRES

3, place de Valois, Palais-Royal.

—

1888

Droits de traduction et de reproduction réservés.

HYGIÈNE

DES

ORGANES DE LA VOIX

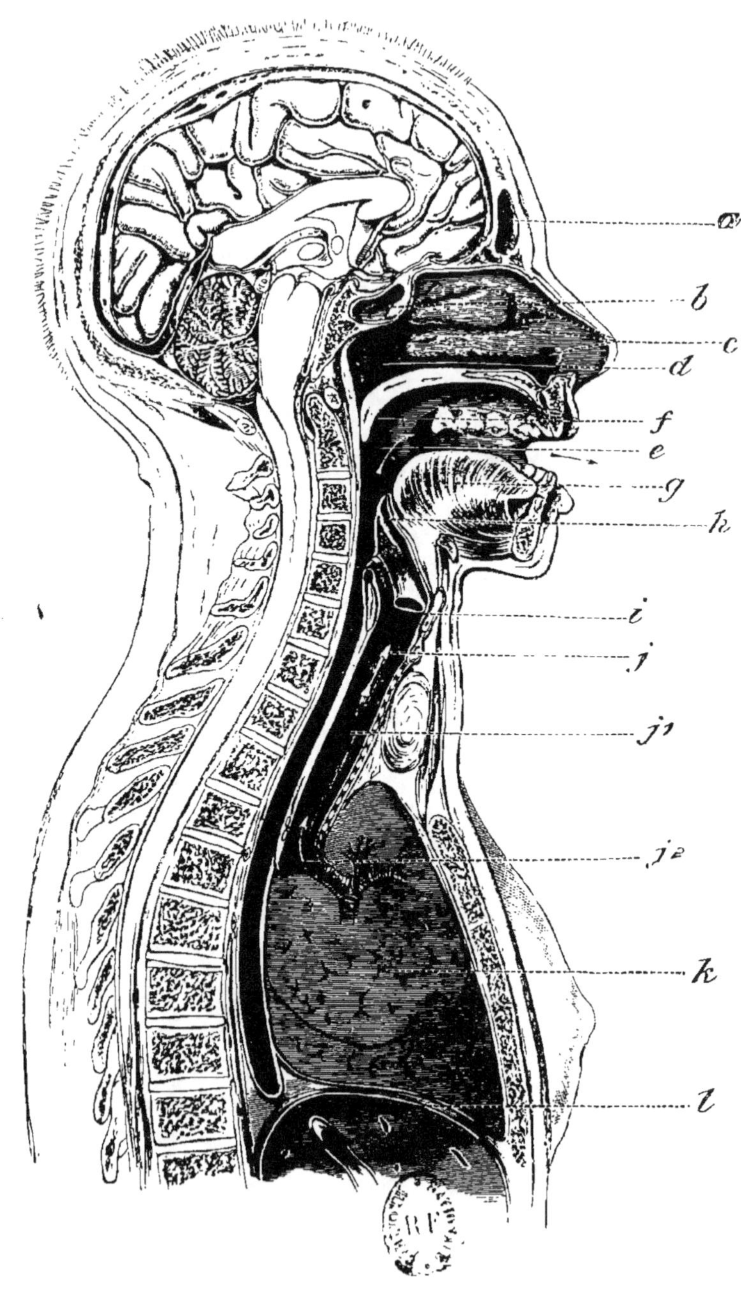

a
b
c
d
f
e
g
h
i
j
j'
j²
k
l

EXPLICATION DU FRONTISPICE

Vue des conduits aériens dans l'acte du chant.

(La position de la luette est celle qu'elle a dans les hautes notes de poitrine, dans les hautes notes de tête, elle est encore plus portée en haut).

(Diagramme modifié de l'édition de Bellamy des planches anatomiques de Braune).

a. Sinus frontal. — *b*. Sinus sphénoïdal. — *c*. Méats nasaux supérieur, moyen et inférieur. — *d*. Orifice de la trompe d'Eustache. — *e*. Pharynx. — *g*. Langue. — *h*. Épiglotte. — *i*. Corde vocale. — $j\,j^1\,j^2$. Trachée. — *k*. Poumon. — *l*. Foie, avec la coupe du diaphragme immédiatement au-dessus (elle le sépare de la base du poumon). — *k*. Le canal placé derrière $j\,j^1\,j^2$ est l'œsophage ou conduit des aliments qui se termine en bas dans l'estomac.

HYGIÈNE

DES

ORGANES DE LA VOIX

MANUEL PRATIQUE

A L'USAGE

DES CHANTEURS ET DES ORATEURS

PAR

Sir MORELL MACKENZIE M. D.

Médecin consultant à l'hôpital des maladies de la gorge
Ex-médecin et professeur de physiologie à London hospital
Médecin de la Société royale des musiciens.

TRADUIT D'APRÈS LA 3e ÉDITION ANGLAISE
PAR LES DOCTEURS

L. BRACHET	G. COUPARD
Attaché aux Bains d'Aix et de Marlioz (Savoie)	Médecin de la fondation Pereire et du Collège Stanislas

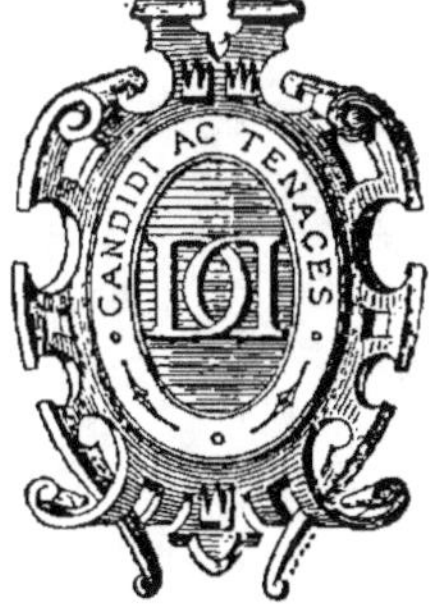

PARIS

E. DENTU, ÉDITEUR

LIBRAIRIE DE LA SOCIÉTÉ DES GENS DE LETTRES
3, place de Valois, Palais-Royal.

1888

PRÉFACE DES TRADUCTEURS

Dans un compte rendu fait dans le *Temps*, au moment où parut la troisième édition anglaise de l'ouvrage de M. Morell Mackenzie, le Dr J. E. Pécaut déclarait que c'était un de ces livres « qui peuvent passer sans modification aucune d'une langue dans une autre et convenir tout aussi bien à un public étranger qu'à celui en vue duquel ils ont été écrits ». Cette appréciation est parfaitement juste. Nous abordâmes la traduction avec l'idée préconçue que notre tâche était facile; la clarté du texte, ses qualités didactiques, la rigueur de la méthode suivie par l'auteur qui procède toujours sans soubresauts, sans élimination hâtive d'inconnues, nous avaient frappés comme elles ont frappé M. Pécaut.

Nous n'avons reconnu les difficultés qu'au cours même du travail; il est facile de saisir la pensée de M. Mackenzie et de la rendre, il ne l'est plus autant de garder à la phrase traduite l'allure et l'élégance de l'original. Il y a dans ce petit livre une érudition de bon aloi arrivant à propos, sans raideur et sans pédantisme; le trait, toujours spirituel, est parfois caustique. Donner au lecteur français une idée de l'alacrité et du charme du travail était chose difficile, nous l'avons essayé; nous ne nous flattons pas d'avoir réussi. Nous nous sommes tenus le plus près du texte que nous avons pu, de telle sorte que si l'ornementation et la perspective ne sont pas tout à fait les mêmes en France et en Angleterre, la charpente et le gros œuvre sont rigoureusement identiques.

PRÉFACE DE L'AUTEUR

PREMIÈRE ÉDITION

Il y a déjà tant de livres sur la voix qu'on peut avoir quelques raisons de s'étonner que j'en ajoute un à ceux qui existent. Qu'il me soit permis, pour en donner l'explication d'appeler l'attention de mes lecteurs sur sa nature et son but. Je n'ai nullement la prétention de parler avec autorité comme musicien ou comme physiologiste ; je ne veux point enseigner dans les pages qui vont suivre le chant ou l'élocution, je ne veux pas davantage tenter d'éclairer d'une nouvelle lumière les points obscurs relatifs à la production de la voix. Je ne touche ces matières que dans leur rapport avec le bien-être et la santé des organes qui la produisent. C'est là un sujet sur lequel je puis sans présomption demander à être écouté. Il y a un quart de siècle que je soigne des larynx ; à un moment ou à un autre j'ai vu passer sous mes yeux tous les chanteurs et tous les acteurs remarquables de ce pays à peu d'exceptions près. J'ai pu voir de la sorte quelles conditions affectent la voix en bien ou en mal. Ma propre observation a été aidée de l'expérience de vocalistes à réputation universelle. Quel parti ai-je tiré de ces avantages ? mes lecteurs en jugeront. Je veux seulement qu'ils comprennent bien que je me suis placé exclusivement au point de vue du médecin praticien. J'ai évité les détails techniques superflus, en un mot je me suis efforcé de faire un travail réellement utile pour ceux qui doivent faire un usage constant de la voix dans la chaire, au barreau, au théâtre ou à la tribune politique.

CHAPITRE PREMIER

INTRODUCTION

La médecine comprend deux divisions fondamentales, l'hygiène et la thérapeutique: la première a pour but de prévenir les maladies, la seconde de les guérir. C'est un fait digne de remarque qu'à toutes les époques on ait accordé une attention sérieuse aux traitements des affections qui affligent l'espèce humaine, et qu'on se soit si peu occupé des moyens de les prévenir. Il est bien démontré qu'il vaut mieux prévenir que guérir et pourtant, jusqu'à un temps relativement rapproché de nous, l'hygiène n'a tenu dans la science qu'une place secondaire. Les anciens Grecs, pour lesquels le corps était l'objet d'une sorte de culte, donnaient à Hygiea une situation subalterne dans leur hiérarchie olympienne. Aujourd'hui l'importance capitale de l'hygiène est admise partout; la Déesse de la conservation

de la santé prend le pas sur son père Esculape le guéris-
seur ; l'ingénieur sanitaire est en train de déposséder le
médecin. Il y a un demi-siècle, Carlyle se plaignait que
l'esprit du temps fût tourné vers la mécanique, celui
d'aujourd'hui est tourné vers l'hygiène. Les problèmes
relatifs à la canalisation, à la ventilation excitent plus
d'intérêt que ceux de la destinée, de la prédestination ou
de la liberté absolue ; pour beaucoup le véritable évangile
est le meilleur système d'égouts ; on admire plus l'inventeur d'un *trap* perfectionné que l'astronome qui découvre
une nouvelle planète. Les questions relatives aux vête-
ments intimes des femmes sont discutées conformément
aux derniers progrès de la physiologie, et certains hygiénistes, vont jusqu'à braver le tyran qu'on appelle la mode.
On n'étudie pas seulement la santé mais le bien-être et ses
éléments. De fameux professeurs ne dédaignent pas de
mettre au service de cordonniers le résultat de leurs recherches anatomiques ; la peau, les yeux, les dents, ont été
le thème de beaucoup d'avis excellents de savants philan-
thropes. La voix a eu sa part dans cet enthousiasme ; depuis quelques années, les médecins et les maîtres de chant
ont été pris d'un sérieux désir de faire profiter leurs
contemporains de leur expérience. Le résultat de ces
louables efforts eût été plus pratique s'il y eût eu un peu
plus d'harmonie. Chaque écrivain paraît se faire un point
d'honneur de contredire ceux qui l'ont précédé : l'effet de
ces discussions est désastreux ; le ton même l'est pour les
gens indécis, pour l'étudiant qui ne sait comment s'o-

rienter. Beaucoup de publications très bien faites résument des travaux sains et honnêtes ; d'autres ne sont ni sérieuses ni pratiques ; la plupart sont trop techniques pour être utiles à la majorité des chanteurs.

Mon but est de mettre à la portée du lecteur, dans ce petit traité, les règles dictées par le sens commun pour la culture et l'hygiène de la voix. J'en bannirai tout élément technique qui n'est pas rigoureusement indispensable pour faire comprendre les principes sur lesquels ces règles sont fondées. Quelques remarques préliminaires sur l'hygiène nous aideront à mettre le sujet en pleine lumière.

On emploie ordinairement ce terme comme synonyme de préservation des maladies, sa signification est plus étendue. L'hygiène présente un côté positif et un côté négatif. Celle de l'œil, par exemple, ne nous indique pas seulement le moyen d'éviter les affections ou les désordres fonctionnels, elle nous montre encore comment on peut donner à la fonction visuelle sa perfection même. L'hygiène appliquée à l'appareil de la voix doit nous donner la meilleure méthode pour la conduire à son complet développement et la protéger contre les accidents et les altérations.

L'usage bien entendu est le principal moyen que nous possédions pour lui conserver sa qualité. Bien des gens croient, comme Dogberry le croyait pour la lecture et de l'écriture, que cela vient naturellement ; il faut au contraire pour l'acquérir des efforts laborieux et un habile entraînement. La santé de la voix dépend en grande partie de son éducation ; l'éducation doit être la base de tout système d'hygiène vocale.

Notre sujet se divise naturellement en deux parties : 1° l'exercice et la formation de la voix ; 2° les soins à prendre lorsqu'elle est formée. En outre, ceux qui l'emploient, ceux-là surtout qui en dirigent l'exercice, ne doivent jamais perdre de vue les relations des organes de la phonation avec le reste de l'économie. Les chanteurs et les orateurs ne sont pas uniquement des artistes, ce sont jusqu'à un certain point des athlètes dont le travail consiste dans la répartition judicieuse de mouvements musculaires. Un homme peut être entraîné pour la course ou la boxe par des méthodes développant les qualités requises dans ces exercices, mais désastreuses pour la santé générale. Un maître maladroit pourra, dans certains cas, développer la voix de son élève au détriment de sa constitution. Cette dangereuse erreur cause infailliblement la perte de celui qui en est l'objet ; pour qu'elle puisse être évitée, la connaissance des premières lois de l'hygiène doit faire partie du bagage scientifique du maître de chant. Inutile d'ajouter qu'il doit connaître à fond le code sanitaire applicable aux organes qui sont les instruments de son art.

CHAPITRE II

PHYSIOLOGIE DES ORGANES DE LA VOIX

Le laryngoscope. — Ce qu'on voit à l'aide de cet instrument. —
Photographie du larynx. — Vibrations. — Son. — Les cordes
vocales; leur nature et leurs variétés. — Timbre.

Une définition savante d'une chose aussi connue que la
voix [1] présenterait une légère saveur de pédantisme; au

1. Dans l'acception la plus générale, on appelle voix le son produit par le larynx. Je dois dire que dans les pages qui vont suivre
je me servirai du mot voix pour indiquer uniquement le son produit par les vibrations des cordes vocales frappées de bas en haut
par le courant d'air venant du poumon. Différents bruits peuvent
être produits par l'aspiration, et le passage à travers le larynx de
l'air extérieur; cette phonation non naturelle peut être cultivée
jusqu'à un certain point; il n'est pas douteux que certaines personnes applaudiraient un musicien qui jouerait de la flûte avec

contraire il ne nous paraît inutile d'expliquer la différence qui existe entre la phonation et l'articulation. La première est la simple émission d'un son vocal, tandis que dans la seconde la colonne vibrante d'air expiré est brisée en jets ou syllabes. La phonation est possible sans articulation, elle comprend ; les cris des animaux, l'espèce de roucoulement des jeunes enfants, les grognements des sauvages ; l'articulation est également possible sans phonation, le chuchotement en est un exemple. Il est indispensable d'avoir quelques notions sur la structure des organes actifs dans la phonation si l'on veut comprendre comment la voix est produite. N'est-il pas nécessaire si l'on veut saisir le jeu d'une machine d'être renseigné sur ses parties constituantes ?

Au point de vue fonctionnel l'appareil formateur de la voix renferme des éléments de trois ordres ;

son nez comme d'autres s'émerveillent en présence d'un artiste qui peint avec le pied.

Ma définition de la voix semble exclure le ventriloquisme. Quelle que soit la méthode exacte de procéder dans les détails de cet art, il est certain que le son est toujours produit dans le larynx, bien qu'il soit modifié, cela n'est pas douteux par l'action anormale de la gorge et du diaphragme, etc. Le principal secret du ventriloque consiste dans la manière dont il présente ses interlocuteurs imaginaires à ses auditeurs et met en jeu leur imagination pour qu'el'e l'aide elle-même à leur faire illusion.

Beaucoup de mes lecteurs se rappellent comment Théodore Hook faisait croire à une multitude de gens, non seulement qu'il voyait lui-même le lion de l'entrée du vieil hôtel de Northumberland remuer la queue, mais encore que chacun d'eux le voyait.

1º Un appareil moteur;

2º Un élément vibratoire;

3º Un élément résonnant.

Le premier donne le courant d'air, puissance motrice, le second le ton, le troisième la qualité. Au premier, appartiennent les poumons, la trachée et les muscles qui les mettent en jeu; le second, l'organe proprement dit de la voix est formé par la glotte et ses lèvres vibrantes; le troisième comprend différentes parties placées au-dessus de la glotte (ventricules du larynx, fausses cordes vocales, pharynx, nez, bouche, cavités osseuses de la face) et une placée au-dessous, le thorax. Nous les décrirons brièvement en même temps que leur mécanisme dans l'appendice I.

La physiologie des organes de la voix est un sujet difficile et la multiplicité des controverses l'a entouré d'une obscurité presque impénétrable. Les savants ont montré une ingéniosité remarquable pour édifier des théories creuses. Des questions aussi minutieuses que les *iota* de la théologie ont passionné de fameux professeurs de médecine et de musique; il est résulté de tout cela un magma scientifique menaçant de devenir incandescent au moindre choc. Je m'efforcerai pourtant de fouler ces cendres brûlantes sans en faire jaillir de nouveau l'étincelle; pour cela j'éviterai les théories pures et m'en tiendrai rigoureusement aux faits.

Comprenons bien dès le début que la voix est *produite uniquement dans le larynx*. Il est indispensable d'insister sur ce fait si simple, parce que des expressions populaires impropres comme *voix de tête* ou *voix de poitrine* ont contribué à créer des confusions. Les philosophes nous avertissent bien de ne pas prendre les mots pour les choses; tout le monde est sujet à cette erreur, les philosophes plus que les autres peut-être; nous en avons là un exemple frappant.

Ceux qui ont employé les premiers le mot voix de tête l'ont bien employé; il indiquait une chose telle qu'ils la comprenaient; malheureusement ceux qui ont vécu plus tard l'ont gardé, et une terminologie défectueuse continue de fausser l'esprit des élèves après que son impropriété a été reconnue depuis longtemps; on la conserve à cause de son utilité pratique sachant très bien qu'elle est erronée. Il n'y a pas d'exagération à dire que les incertitudes relatives à la production de la voix tiennent à ce qu'on s'est servi de mauvais termes et qu'on les a mal appliqués.

Le larynx est l'organe de la voix, comme l'œil est celui de la vision, comme l'oreille est celui de l'ouïe; tout le monde se moquerait de l'homme qui émettrait l'étrange prétention de sentir avec ses lèvres ou de voir avec ses doigts; elle ne serait pas plus absurde que celle des chanteurs déclarant sans sourciller qu'ils tirent leur voix de derrière la tête, du plancher de la bouche, des profondeurs du cou, ou de tout autre point que des sensations mal interprétées leur permettent d'imaginer. On dit de certaines basses qu'ils vont chercher les notes dans leurs bottes; nous pouvons nous estimer heureux qu'on ne trouve pas la *voce di piede* parmi les registres classiques !

Avant de décrire ce qui se passe dans le larynx quand la voix est produite, nous verrons comment ont été obtenues nos notions actuelles sur ce sujet. Jusqu'à une époque très rapprochée de nous, les seules que possédassent les savants comme les gens qui se servent habituellement de l'organe de la voix, leur venaient soit d'expériences faites sur le cadavre et les animaux vivants, soit des analogies présentées par le larynx avec les différents instruments de musique. Aujourd'hui on peut voir l'intérieur du larynx et étudier à loisir le jeu de ses parties lorsqu'elles fonctionnent, tout cela grâce au *laryngoscope* [1].

1. Le laryngoscope a l'air d'une chose toute simple, cependant il fallut, comme pour tout ce qui constitue un progrès, beaucoup de temps pour le découvrir, et, il est inutile de l'ajouter, pour avoir raison de l'indifférence et du scepticisme qui l'accueillit. Plus tard surgit une jalousie féroce à propos de la priorité. Comme la plupart de celles qui touchent aux sciences médicales, cette découverte vint de l'étranger, ce fut là certainement une des raisons pour lesquelles on hésita à en reconnaître l'importance. Des tentatives pour voir le larynx avaient été faites par Bozzini de Francfort dans les premières années de ce siècle, ensuite par Senn de Genève (1827), par Babington de Londres (1829), par Bennati de Paris (1832), par Baumes de Lyon (1838), par Liston de Londres (1840), par Warder d'Edimbourg (1844) par Avery de Londres (1844), une description des instruments construits par ces auteurs se trouve dans un de mes travaux antérieurs (The Use of the Laryngoscope 3e ed. Longmans 1871). En 1855 le problème fut presque résolu par le professeur Manuel Garcia, le fameux maestro qui réussit

Ce petit instrument consiste essentiellement en un miroir fixé à angle un peu obtus à l'extrémité d'une tige amincie. Il est introduit dans la bouche et placé dans une position telle que les parties profondes de la gorge soient réfléchies à sa surface, et que leur image puisse être vue par l'observateur. La lumière solaire pourrait tomber directement sur le miroir, mais comme la tête de l'opérateur intercepte parfois les rayons, il est nécessaire de les recevoir sur un second miroir plus large, de manière à ce qu'on puisse les projeter par réflexion dans le pharynx de l'observé en imitant un procédé familier aux enfants des écoles. Dans nos tristes climats, on ne peut jamais compter sur cette lumière, même lorsque le temps est le plus beau, il faut souvent un éclairage

à voir son propre larynx, à distinguer ses mouvements dans la respiration, la formation des voyelles et le chant. Après que ces résultats eurent été donnés au monde scientifique, le laryngoscope devint d'un usage général en médecine pour le diagnostic et le traitement des maladies, et l'instrument fut perfectionné dans ses détails. Une mention spéciale doit être accordée à mon vénéré maître, le professeur Czermak de Pesth, qui apporta les améliorations les plus remarquables à l'appareil et à la méthode de procéder ; il visita les principaux centres médicaux de l'Europe comme une sorte de missionnaire scientifique, montrant partout la manière d'employer le laryngoscope et sa valeur pratique. Sans cela il est probable que l'instrument serait demeuré comme ses prédécesseurs dans les limbes de l'oubli, et que les observations de Garcia seraient restées ensevelies dans les procès-verbaux de la Société Royale.

artificiel. On a employé une ingéniosité digne d'une meilleure cause, pour concevoir et construire des appareils coûteux destinés à le donner; une lampe ordinaire d'une bonne lumière est suffisante dans la plupart des cas. On la place d'un côté de la personne qu'on veut examiner, au niveau de son œil autant que possible. Le grand miroir, ou réflecteur employé par l'opérateur, doit être concave et présenter une longueur focale de 36 à 40 centimètres; il est percé au milieu et fixé sur le front de l'observateur soit par une monture de lunettes, soit au moyen d'une bande élastique; l'ouverture centrale correspond à son œil droit. Le malade ouvre largement la bouche et la lumière réfléchie du miroir frontal doit être dirigée de manière à ce qu'elle tombe à la base de la luette à son point d'attache au voile du palais. De sa main gauche, l'opérateur attire en avant la langue du patient, tandis que, de la droite, il introduit le miroir laryngé, préalablement chauffé de manière qu'il ne soit pas terni par le brouillard que forme la colonne d'air tiède expiré. On le tient par le manche, comme une plume, et on l'introduit en ayant soin que sa surface réfléchissante regarde en bas, de manière à ne toucher ni le palais ni la langue. Lorsque le miroir est en contact avec la partie supérieure de la luette on refoulera doucement le voile du palais en arrière et un peu en haut, alors l'image du larynx apparaîtra à sa surface. Les débutants ont de la tendance à pousser l'instrument contre la partie postérieure du pharynx, si cette manœuvre n'a pas immédiatement l'effet d'un vomitif, elle conduit toujours à une conclusion inattendue. La langue se trouve assez mal du contact avec la main d'un apprenti ; elle est pincée trop durement, tirée trop brusquement de la bouche, amenée si fortement en bas que sa surface est blessée par les dents de la mâchoire inférieure.

Il faut que la pointe soit tenue légèrement dans une pièce de linge entre le pouce et l'index, ce doigt s'appuie au-dessous, de manière à protéger sa face inférieure contre les dents. Il y a deux précautions à prendre pour tirer la langue en avant : 1° on la tient en repos, de telle sorte qu'elle n'empêche pas de voir ; 2° on tire l'épiglotte légèrement en haut et en avant, pour que l'intérieur du larynx puisse être vu plus aisément. Lorsque l'examen est fait dans un but purement physiologique, il est nécessaire de voir autant que possible les parties dans l'état naturel et il est préférable de ne pas tirer la langue ; ce procédé n'est applicable que dans un petit nombre de cas. Quand on regarde dans la gorge avec le laryngoscope, l'épiglotte est habituellement la première chose que rencontre l'œil, elle offre autant de variations individuelles que le nez, la bouche ou n'importe quelle autre partie du corps. D'ordinaire elle est un peu incurvée de haut en bas et d'arrière en avant et présente de la sorte sa face inférieure à l'observateur. Passant en arrière des deux bords de l'épiglotte on voit deux minces replis rouges formés par la muqueuse et quelques fibres musculaires ; ils contribuent à former l'orifice supérieur du larynx. En arrière

on les voit atteindre les cartilages aryténoïdes ; leurs
bords quelque peu arrondis de même que les petits cartilages de Wrisberg et de Santorini, peuvent être distingués
à la saillie qu'ils font en arrière. Dans la circonférence de
cet orifice, mais à un niveau un peu moins élevé, on aperçoit
deux lignes d'un rouge pâle, qui vont d'avant en arrière et
atteignent la partie inférieure des cartilages aryténoïdes ;
ce sont les bandelettes ventriculaires ; chacune d'elles
domine une cavité (ventricule du larynx) dont elle forme
le bord supérieur. Son orifice ne peut pourtant être vu
distinctement si l'on ne déplace légèrement le miroir d'un
côté. Profondément, dans l'intérieur du larynx (c'est-à-dire
dans le centre de l'image) en repos, les cordes vocales d'un
blanc nacré peuvent être aperçues dans la même direction
que les bandelettes ventriculaires mais plus près de la ligne
médiane. Quelquefois on ne les voit pas en dehors de la
phonation, chacune semble sortir alors de sous la bandelette ventriculaire correspondante. L'espace entre les
cordes vocales est plus large en arrière qu'en avant et forme
comme nous l'avons déjà dit un espace triangulaire (V. fig. 1)
le sommet se trouve à la partie antérieure où les cordes vocales se rejoignent tandis que la base est en arrière entre
les cartilages aryténoïdes. Lorsque la poitrine se dilate
dans une inspiration calme et normale, on voit les cordes
vocales s'éloigner un peu et la base du triangle s'élargir.
Dans les inspirations profondes, ces cordes s'écartent d'a-
vantage ; dans les inspirations forcées ou violentes, elles
sont parfois assez distantes pour que l'on puisse entrevoir

l'intérieur de la trachée (dans certains cas, jusqu'au point où elle se divise). Si la personne examinée donne une note

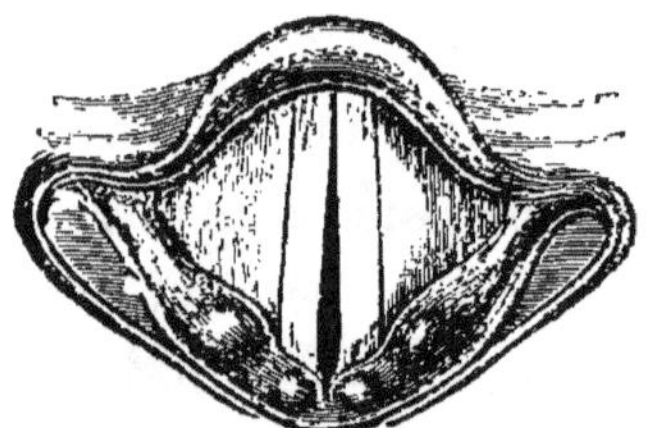

Fig. 1. — GLOTTE (Vue d'en haut au moment de l'émission d'une basse note de poitrine).

élevée, la partie postérieure de l'orifice glottique qui se trouve entre la surface interne des deux cartilages aryté-

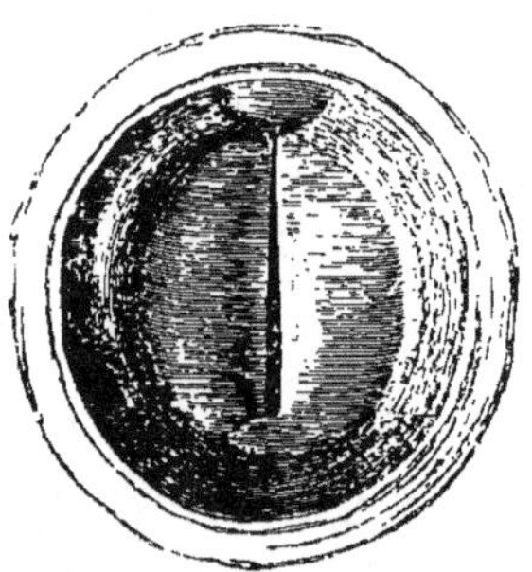

Fig. 2. — GLOTTE (Vue de bas en haut dans un larynx disséqué. les cordes vocales fixées dans la position qu'ils prennent dans l'émission d'une basse note de poitrine. — N.B. La projection de la partie antérieure représente le bord inférieur du cartilage thyroïde ; tandis que celle de la partie postérieure correspond au bord inférieur du cricoïde).

noïdes et leurs éminences antérieures ou apophyses vocales (v. Appendice I), autrement dit, la base du triangle paraît se fermer. La portion restante des cordes vocales est mise dans l'extension, toutes deux se réunissent au milieu, de telle sorte qu'elles sont dans un état d'opposition plus ou moins complète sur toute leur longueur. Comprenons bien pourtant que, même quand elles se touchent, elles ne se pressent pas avec énergie l'une contre l'autre, sauf dans l'émission de quelques notes élevées.

Dans certains cas où la trachée a été ouverte au-dessous du niveau du larynx, il est possible de voir la face inférieure des cordes vocales ; on s'aperçoit alors qu'elles ne sont pas aplaties au-dessous, mais en biseau, de manière à former pour ainsi dire une embouchure à la trachée. La figure ci-dessus (fig. 2) permettra au lecteur de se rendre plus exactement compte de la disposition des lèvres de la glotte.

En étudiant l'image laryngoscopique, il ne faut pas oublier qu'elle est verticale, les parties les plus rapprochées du miroir paraissent les plus élevées, les plus éloignées occupent la place la plus basse. Par conséquent, l'épiglotte est au sommet, la partie postérieure du larynx au fond, les cordes vocales se trouvent entre les deux, et paraissent aller de bas en haut à leur point de jonction au-dessous de l'épiglotte. Il faut également se rappeler que l'image est renversée par rapport au spectateur c'est-à-dire que les parties qui lui semblent les plus éloignées sont en réalité les plus rapprochées, et *vice versâ*. La corde vocale gauche est à sa droite ; ces complications font de la laryngoscopie un procédé relativement difficile pour ceux qui ne sont pas bien familiarisés avec la situation exacte des parties ; ni la description d'un livre, ni l'étude de planches anatomiques [1], ne permettront de bien lire ce qu'on voit sur un petit miroir plan, si on n'y supplée pas et si on ne la corrige pas par l'examen soigneux d'un larynx disséqué.

La différence entre ces deux conditions mentales peut être comparée à celle qui existe entre la connaissance d'un district acquise par l'étude d'une carte de chemin de fer et celle que donne l'examen réel du territoire.

L'examen laryngoscopique est plus facile chez certaines personnes que chez d'autres et l'étudiant se rendra vite compte des difficultés qu'il peut rencontrer. L'irritabilité du pharynx est l'obstacle le plus ordinaire ; le contact du miroir avec la muqueuse est parfois tellement désagréable aux patients qu'ils ne peuvent le supporter. Chez d'autres, la langue se hérisse comme le dos d'un chat furieux et empêche de voir le miroir. Chez d'autres enfin, l'épiglotte est doublée sur le larynx et on n'en peut apercevoir qu'une très petite partie.

Bien que la valeur du laryngoscope soit énorme pour la connaissance et le traitement de maladies que l'on devinait seulement et qu'on était obligé d'abandonner à elles-mêmes avant sa découverte, il est étonnant qu'il n'ait ajouté que fort peu de chose à nos connaissances antérieures sur la physiologie du larynx. Sauf pour certaines particularités

1. Il est impossible d'obtenir autre chose qu'une connaissance très imparfaite de la structure et de l'aspect du larynx à l'aide de planches seules, parce qu'elles ne peuvent représenter les différences de niveau des parties.

de la voix de fausset, il n'a jeté à peu près aucune lumière
sur le mécanisme de l'émission des sons. C'est là une vérité
dure à entendre pour beaucoup de chanteurs qui regardent
l'instrument comme un miroir magique grâce auquel le
travail secret de la nature devient manifeste. Une connaissance même superficielle de la littérature laryngoscopique
suffit pour enlever toute illusion à cet égard. En métaphysique, on est préparé à rencontrer de nombreux dissentiments, mais, dans des matières d'observation physique,
une personne à exigences modérées pourrait attendre un
certain degré d'uniformité dans les résultats. Au lieu de
cela, nous voyons dans l'interprétation des données laryngoscopiques, B contredire A, observateur aussi compétent
que lui, et C affirmer que tous les deux se sont trompés.
On ne trouve pas les mêmes dissentiments dans les études
laryngoscopiques sur les maladies; ce désaccord doit donc
dépendre d'une cause particulière. En fait il faut beaucoup
plus d'habileté pour examiner le larynx pendant l'exercice
du chant que pour faire un diagnostic. Le plus souvent,
dans ce dernier cas, un simple coup d'œil suffit. De pareils
examens rendent souvent au contraire peu de services
lorsqu'il s'agit d'étudier le mécanisme de la production de
la voix. Pour cela le larynx doit se présenter ouvert à
notre vue, il nous faut observer les moindres recoins et
les moindres fentes, le plus léger changement de la position respective des parties, la moindre contraction de
ses muscles : cet exercice doit se faire continuellement
pendant un temps prolongé. Il faut un observateur d'une

habileté considérable et un sujet tolérant. Les observations ne peuvent donc porter que sur un très petit nombre de cas, circonstance capable de diminuer beaucoup la valeur des résultats.

Presque tous les chercheurs ont fait, de leur propre larynx, l'objet principal sinon unique de leur attention. La gorge se prête mal à ces examens répétés si elle n'y a pas été habituée par une longue pratique. Dans les manipulations chirurgicales délicates, il faut à peu près toujours un certain entraînement pour que, dans la plupart des cas, on puisse avoir raison des difficultés. Une tolérance notablement plus grande est nécessaire pour l'examen du larynx durant l'exercice du chant. La manière de produire des sons avec le miroir dans la bouche doit être acquise, de telle sorte que l'intérieur du larynx soit bien exposé pendant toute la recherche. Les parties seront examinées dans des conditions plus ou moins artificielles, et l'observateur sera souvent disposé à les considérer comme normales. Il n'y a qu'un moyen de diminuer les causes d'erreur c'est de faire porter des investigations sur des cas nombreux et variés.

« Par là seulement, dit un écrivain de notre temps, on pourra séparer ce qui dans la production de la voix est accidentel de ce qui est essentiel[1]. » Grützner[2], qui divise

1. Docteur Wesley Mills. Examens de quelques points controversés relativement à la physiologie de la voix, surtout des registres des voix chantante et de fausset. — *Journal of physiology*, vol IV, nᵒ 2.

2. Physiologie der Stimme und Sprache. Herrmann's Handb. der Physiologie, I, Bd. II, Th. Leipzig, 1879.

les sujets en trois groupes : les personnes qui ne chantent
pas, les chanteurs naturels, les chanteurs exercés. Cette
classification est d'une minutie bien inutile car l'étude de
la gorge des personnes qui ne chantent pas ne saurait jeter
beaucoup de lumière sur la question.

Pour donner des vues exactes du larynx, la photographie est venue en aide au miroir ; Czermak fut, en ce point
comme en tout ce qui touche la laryngoscopie, le véritable initiateur ; il eut si peu de succès qu'il ne se sentit
guère encouragé à persévérer. En 1882, le docteur French
et M. Brainerd de Brooklyn (États-Unis) présentèrent à
l'Association laryngologique américaine les résultats de
quelques expériences qu'ils avaient faites dans ce sens.
Bientôt après MM. Browne et Behnke de Londres publiè-
rent certaines planches mystérieuses qu'ils donnaient
comme des études photographiques du larynx. Quelques-
unes présentaient, en effet, une vague ressemblance avec
cet organe ; avec beaucoup d'imagination on eût pu, à la
rigueur, y songer en les voyant ; mais pour d'autres, l'a-
natomiste le plus expérimenté eût été absolument incapable de dire quelles parties du corps elles figuraient.
Il y avait dans toutes une telle incertitude des contours
qu'elles rappelaient ces ébauches informes que les artistes
spirites nous présentent comme les photographies exactes
de nos parents défunts. Au mois d'août 1884, le docteur
French présenta au congrès international de Copenhague
une série de photographies excellentes, de telle sorte
qu'aujourd'hui ce problème peut être considéré comme

résolu. On peut se demander pourtant si les avantages obtenus sont proportionnés aux efforts accomplis.

J'ai éprouvé, en voyant ces photographies, un vif sentiment d'admiration pour l'ingéniosité et les ressources déployées en surmontant les difficultés ; les résultats acquis m'ont peu touché. Pas un seul des points obscurs dans la physiologie de la voix n'est élucidé : les vues du larynx ainsi obtenues sont beaucoup moins utiles à l'enseignement que les dessins ordinaires, parce qu'elles sont moins claires.

Quand on examine le larynx d'une basse ou d'un baryton donnant des notes de basse (avec des vibrations comparativement lentes), les cordes vocales, et souvent les cartilages aryténoïdes paraissent trembler ; cette apparence résulte de la vibration de la substance des cordes, principal facteur du son vocal. Dans les notes élevées, la vibration est trop rapide pour être visible ; c'est ce qui arrive lorsqu'une voiture de chemin de fer se meut avec une extrême vélocité : les roues ne paraissent pas tourner. Comme il est utile d'avoir une conception bien nette de la vibration pour comprendre le mécanisme de la voix, quelques mots d'explication sur ce point me paraissent indispensables. La vibration est un mouvement régulier de va-et-vient ou dans certains cas de haut en bas ; le pendule d'une horloge, le diapason peuvent en donner une idée. Les corps vibrants parcourent une certaine distance puis reviennent à leur première position. Le mouvement peut être répété un grand nombre de fois avec plus ou moins de rapidité, toutes les vibrations du pendule ou du diapason sont de même longueur ; le mobile parcourt le même espace pendant le même temps. Si un corps exécute un mouvement 80 fois par seconde, la vibration est naturellement plus lente que s'il l'exécutait 800 cents fois dans le même temps. La rapidité des vibrations cons-

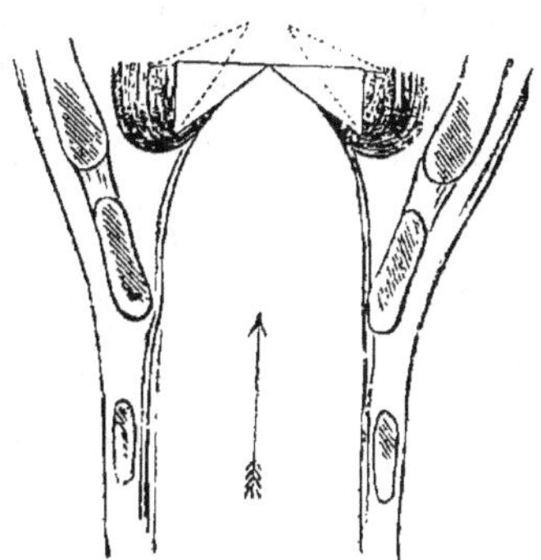

Fig. 3. — CORDES VOCALES, section verticale transverse, (la surface triangulaire médiane représente la corde vocale proprement dite : les lignes ponctuées montrent la direction qu'elle prend dans sa vibration, la partie ombrée placée en dehors est le muscle thyro-aryténoïde).

titue la différence fondamentale entre un ton et un autre.

Le son est produit par un corps vibrant qui détermine un mouvement dans l'atmosphère environnante ; mouvement comparable aux cercles qui rident la surface de l'eau dans laquelle on a lancé une pierre. Les molécules d'air se transmettent l'impulsion ; la vague ainsi formée arrive à l'oreille et fait, sur le nerf auditif, une impression que celui-ci transporte au cerveau où elle est perçue.

Le son ne saurait exister sans auditeur. Le tonnerre peut

gronder, l'avalanche descendre la pente rapide du mont, il n'y a pas de son, tant que l'oreille d'un être vivant n'est pas impressionnée par le déplacement des atomes atmosphériques, tant qu'un cerveau ne l'apprécie pas.

Plus le nombre des vibrations est grand dans un temps donné, plus le ton est élevé. Si l'on examine le larynx pendant la production des notes, on remarque que l'acuité de la voix est d'autant plus prononcée que les cordes sont plus tendues : elles se détendent lorsque le ton s'abaisse.

Le larynx est un instrument de musique unique en son genre ; on ne peut le ranger dans aucune des catégories connues. Ressemblant beaucoup aux instruments à anche, il s'en distingue nettement en plusieurs points. Il y en a d'autres différentes espèces ; leur caractère essentiel c'est qu'elles brisent en jets un courant d'air continu. Deux variétés principales sont utilisées dans la construction des instruments de musique. L'une consiste en une mince languette de métal ou de bois fixée à une extrémité ; l'autre est libre dans la cavité du tube ou recouvre en partie son extrémité à la manière d'une valve. L'action d'une anche de cette sorte, lorsque le bord libre est en mouvement, peut être comparée à celle d'un pendule oscillant autour d'un point fixe ; quand un courant d'air passe dans le tube, il frappe l'anche et la projette à une certaine distance de bas en haut ; en vertu de son élasticité, elle revient à sa première position, est repoussée de nouveau et ainsi de suite, autrement dit, elle vibre ; un son correspondant à sa longueur est produit. Plus elle est longue, plus la note est grave et *vice versâ*. L'anche peut être simple comme dans la clarinette, ou double comme dans le hautbois. Une autre variété consiste en plaques ou disques qui couvrent et laissent alternativement libre une ouverture intérieure d'un tube, sans se mettre en contact immédiat avec ses bords. Les languettes d'une *concertina* sont un exemple de cette disposition. Les cordes vocales ne ressemblent à aucune de ces espèces : ce sont des membranes élastiques qui doivent être tendues entre leurs points d'attache pour qu'elles puissent vibrer. La tension s'effectue à l'aide de différents muscles; son degré est variable, on peut à volonté allonger ou raccourcir l'élément vibratile. Chaque corde vocale correspondant à des anches nombreuses de différente étendue, constitue un matériel d'une exiguïté extrême mis en jeu par un mécanisme si parfait qu'il est impossible d'en trouver un pareil parmi les instruments faits de main d'homme. Puisqu'il existe deux cordes vocales, il va de soi qu'il y a dans le larynx humain, deux anches membraneuses. Dans l'émission de la voix, lorsque toutes les deux fonctionnent de la même manière, c'est en réalité une seule membrane pourvue d'un pertuis central très fin, qui s'étend d'avant en arrière au-dessus de la trachée. Un savant maître a dit que, comme instrument d'optique, l'œil est tellement défectueux que si un ouvrier se permettait de lui livrer un aussi piètre appareil il s'empresserait de le lui renvoyer. Cet homme supérieur trouverait sûrement de nombreuses imperfections au larynx ; il n'est pas douteux que, comme Alphonse le Sage, il eût proposé des améliorations s'il eût été consulté à la création. Contentons-nous-en tel qu'il est ; les philosophes eux-mêmes sont bien obligés d'avouer qu'avec ses bords mobiles, le pauvre petit hiatus laryngé peut produire une musique singulièrement éloquente, et dont aucun inventeur humain ne pourra jamais approcher.

Le timbre est cette particularité grâce à laquelle l'auditeur peut reconnaître un ami à la voix aussi sûrement que s'il l'avait devant les yeux ; c'est le timbre qui en constitue la physionomie. Helmholtz a proposé de remplacer ce mot par le terme un peu fantaisiste de Klangfarbe (couleur du son) que le professeur Tyndall traduit par Clang-tint (teinte du son). Une telle mixture d'idées ne dépare nullement le monopole d'énormités qui appartient comme on sait à l'Irlande. Pour qui pense comme tout le monde, l'expression qualité du ton convient bien à la notion qu'on veut exprimer. Chaque instrument donne des sons d'une qualité spéciale. Une oreille expérimentée distingue aussi facilement un violon d'un autre qu'elle saisit les nuances de deux voix. Les différences de ton des instruments tiennent sans doute à leur forme et à la matière dont ils sont faits ; pour deux violons de même taille elles correspondent à de légères variantes dans la structure, le grain, l'âge, la qualité du bois. Les variantes du timbre de la voix tiennent à des différences anatomiques des organes phonateurs : la taille, la densité, l'élasticité, la situation relative sont autant de facteurs importants.

Helmholtz[1] a prouvé qu'aucun son musical n'est simple; que tous sont composés d'un nombre plus ou moins grand de sons accessoires, plus aigus et moins intenses que le ton fondamental, mais se joignant à lui pour lui donner du corps. Chaque note de la gamme a des satellites appelés harmoniques par les musiciens, et qui l'accompagnent toujours. Nous savons que chaque espace résonnant possède un diapason correspondant aux vibrations de ses propres notes et pas à d'autres. Lorsqu'une certaine note est émise elle sort du larynx comme Minerve du cerveau de Jupiter, armée de pied en cap, c'est-à-dire avec tous ses accessoires harmoniques. Il peut se faire que quelques-uns de ceux-ci soient d'accord avec les résonnateurs, et que d'autres ne le soient pas; dans le premier cas la note trouve dans le pharynx un écho et un renforcement, dans le second une sourdine. De là l'immense diversité des voix; il n'y a pas deux larynx qui soient absolument identiques. Le timbre si étroitement lié à la structure physique; est en rapport avec l'hérédité et jusqu'à un certain point avec l'ethnologie. Les aborigènes de la Nouvelle-Zélande dont les cavités des os du crâne, qu'on appelle sinus en langage technique, sont mal développées, ont des voix dont la résonnance est défectueuse. L'émission vocale *ore rotundo* des Italiens

1. Die Lehre von den Tonempfindungen als physiologische Grundlage für die Theorie der Musik. Berlin, 1877.

est une particularité de race ; et on peut dire sans méchan-
ceté que la voix et l'accent de nos cousins de l'autre côté
de l'Atlantique les font reconnaître ; il est probable que
leurs oreilles sont également frappées par les particularités de notre voix.

CHAPITRE III

LA VOIX DANS LE CHANT

Différence entre le parler ordinaire et le chant. — Étendue de la
voix. — Comment elle se casse. — Registres de la voix. — Mécanisme de ces registres. — Observations sur les chanteurs.

§ 1

LA VOIX ; SON DÉVELOPPEMENT ET SON DÉCLIN

Hullak exprime de la manière suivante les relations
du chant et de la parole : dans la seconde, la voix serait
entendue seulement dans le passage d'un son à un autre,
c'est-à-dire dans les intervalles, dans le premier, elle correspondrait directement aux sons, c'est-à-dire aux termes
ou limites des intervalles [1].

[1]. *The cultivation of the speaking voice*, 2ᵉ édition, Oxford. 1874,
p. 17.

Cette définition présente un arrière-goût de subtilité métaphysique qui la rend difficile à saisir. Pour moi je suis disposé à croire que la seule différence réelle qui existe entre la parole ordinaire et le chant, c'est que la première comprend seulement un petit nombre de notes émises sans souci du rythme musical. Le chant et la parole présenteraient le même rapport que la danse et la marche : le premier est la poésie de la voix. Beaucoup d'orateurs déroulent leurs périodes en cadence, et même avec une espèce de modulation rappelant le récitatif des œuvres musicales [1]. La parole et le chant représentent les deux pôles de la fonction vocale, les intervalles correspondent à la *déclamation* et au *récitatif*. Le discours sans passion des anciens était, comme l'indique Cicéron, un *cantus obscurior*. Les historiens rapportent que les orateurs, dont la voix s'écartait de son timbre ordinaire, prenaient la précaution de garder à côté d'eux un joueur de flûte qui leur donnait la note convenable. La principale différence entre les chanteurs et ceux qui n'ont pas de voix, tient au défaut d'oreille des seconds; ils ne peuvent imiter les sons, c'est-à-dire reproduire les gradations du diapason, parce qu'ils ne les saisissent pas ou les saisissent mal.

L'étendue moyenne de la voix humaine varie de deux à

1. Ce fait frappe tous ceux qui entendent parler les Gallois. Une personne à oreille exercée pourrait noter musicalement le parler des gens d'Inverness.

deux octaves et demi, il est rare qu'elle compte trois octaves : quatre seraient prodigieux.

Les limites de sa force n'ont pas été que je sache exactement déterminées ; elles dépendent de circonstances extrêmement variables.

Les enfants peuvent commencer à chanter dès trois ans ; certains apprennent des airs entre trois et quatre ans. De six ans à la puberté — quatorze à seize ans — la voix subit peu de changements, mais elle gagne en puissance. Une altération marquée a lieu à ce moment, la mue si évidente chez les jeunes gens, existe, mais à un moindre degré, dans le sexe féminin. Chez les garçons la voix après une période de transition plus ou moins longue, change de caractère ; elle devient plus profonde, plus pleine et prend le ton masculin. Cette évolution correspond aux changements anatomiques suivants : Augmentation du volume du larynx dans toutes ses dimensions, élargissement et consolidation des cartilages thyroïde, cricoïde et aryténoïde. L'angle formé en avant par les deux ailes du cartilage thyroïde est plus aigu ; le sommet est plus proéminent ; les cordes vocales allongent et épaississent. Chez les femmes, on trouve des modifications physiques analogues mais moins étendues ; la voix augmente d'un ton ou deux ; elle devient plus forte, plus douce, plus riche, reste la même pendant tout l'âge adulte, gagnant seulement en plénitude jusqu'à 30 à 35 ans ; chez l'homme, il se fait un second changement entre 50, 60 ans ou plus tard ; les cartilages s'ossifient, perdent une partie de leur élasticité. Après 50 ans, la voix diminue en puissance et en volume; parfois un an ou deux plus tard ; elle perd sa force, sa tonalité; jusqu'à l'extrême vieillesse, elle restera grêle et tremblotante.

« Sa voix, sa mâle voix, redevient perçante, et siffle comme dans l'enfance », a dit le poète[1].

Les femmes perdent également la résonnance et la flexibilité de la voix dans un âge avancé, mais le changement est à peine perceptible dans la conversation ordinaire.

On sait empiriquement depuis que le chant est cultivé comme un art, que la voix ne peut franchir certaines limites sans que son mode de production soit modifié. Le nombre de ces arrêts, de même que le niveau de la gamme auquel ils arrivent varie suivant le cas chez presque tous; pourtant, il y a une division fondamentale entre les bas et les hauts de la voix, ceux-ci correspondent à des points variables suivant les personnes ; autrement

1. Il y a des organisations exceptionnelles chez lesquelles la voix garde sa fraîcheur et son agilité jusqu'à un âge avancé. Rubini et Lablache chantaient en pleine force à 62 ans: Sims Reeves donne encore aujourd'hui des notes qu'un chanteur en puissance complète de ses moyens serait heureux de posséder. M. Tom Holmes peut toujours réclamer le titre de « Champion ténor » à une période de la vie qui dépasse la limite assignée par la Bible à la vieillesse. Cette persistance de la voix tient du reste à l'organisation générale; le gentleman en question gagna à l'âge de 66 ans une course de vélocipède contre un adversaire très habile et jeune.

dit, il existe dans l'échelle musicale des espèces de gouffres répondant à des points distincts. Du côté de la basse ils repondent à une série de notes dont la production éveille certaines sensations; en sens inverse une autre série doit être produite, on le sent parfaitement, d'une manière toute différente. Les chanteurs ont conscience que pour monter au-dessus ou descendre au-dessous des limites, il faut une contraction musculaire qui change le mode de travail du larynx. On peut dire, en employant une métaphore nautique, qu'il existe une sorte d'écluse naturelle grâce à laquelle la voix peut être élevée. De cette manière les interruptions (couacs) sont évitées et elle prend un autre niveau. On donne le nom de registre aux portées de la voix ; pour les professeurs belliqueux ce mot a été une véritable sonnerie de combat. Chez quelques personnes pourtant, ce double mécanisme n'est pas mis en jeu ; le son coule régulièrement sans que l'intervention d'un agent artificiel soit nécessaire. Les querelles relatives aux registres de la voix ont presque acquis l'intensité des disputes théologiques. Une simple différence d'opinion sur les mouvements de cartilages et de muscles invisibles pour qui n'a pas une acuité visuelle exceptionnelle, suffit pour transformer les zéphyrs parfumés de l'admiration mutuelle en ouragans d'invectives.

§ II

LES REGISTRES

Il est de première importance de bien définir les termes que nous emploierons dans l'étude de cette matière un peu embrouillée. Le mot registre a été employé dans deux sens différents ; dans l'un, il indique le diapason d'une note, dans l'autre la manière de la donner. *Par registre, j'entends la série des tons de même qualité qu'on peut produire à l'aide d'un agencement particulier des cordes vocales.* A proprement parler, il existe un autre registre ; c'est une condition de l'orifice laryngé appropriée à chaque note ; mais le principe mécanique sur lequel nous nous appuyons est double.

Il existe essentiellement deux registres, l'un (registre thoracique) dans lequel le ton est élevé par l'élongation[1] des cordes et l'augmentation de leur tension pendant le chant ; l'autre (registre de tête)[2] dans lequel on arrive au même résultat en les raccourcissant graduellement, elles sont toujours tendues, mais elles le sont moins que dans le premier registre. Si l'on voulait remplacer l'ancienne nomenclature, par une plus précise on pourrait dire registres à anche longue et à anche courte, pour exprimer les diffé-

1. L'élongation très légère ne dépasse pas une ligne anglaise.

2. La division en *haute* et en *basse* employée par Mandl et adoptée en France par beaucoup de professeurs de chant, a un inconvénient, car beaucoup de notes peuvent être également bien *chantées* dans les deux registres.

rences fondamentales du mécanisme. Je sais bien que des gens à l'esprit subtil et à l'oreille délicate « distinguent à un pouce près la limite du midi et du sud-ouest » : je sais qu'ils peuvent se quereller comme Hotspur et Glendower, sur les limites des deux registres, et les rapports mathématiques d'un ton donné à un autre [1].

Les musiciens raffinés peuvent multiplier les registres de la voix ; mais au point de vue physiologique il n'y en a que deux. Ces divisions fondamentales correspondent aux modes de production appelés voix de poitrine et voix de tête ; chez l'homme, la voix de fausset correspond à la voix de tête de la femme qu'elle imite ; son nom l'indique c'est une voix artificielle ou *fausse* par opposition à la voix de poitrine qui est naturelle ; cela ne veut pas dire qu'elle soit disgracieuse ; les fausses dents peu-

1. Il est difficile de ne pas être frappé de ce fait que presque tous les observateurs scientifiques, tels que Müller, Mandl, Bataille, Vacher, Koch, Meyer, Gougenheim se contentent de deux divisions de la voix, tandis que les musiciens (Garcia, Mme Seiler Behnke) multiplient les registres. Il y a peut-être une différence de timbre correspondant à chacune de ces divisions, mais elle ne peut être saisie que par des oreilles très exercées ; il est possible qu'un chanteur exécutant de véritables tours de force avec son larynx puisse observer sur lui-même les mouvements qu'il décrit ; je n'ai pas d'opinion précise à cet égard, tout ce que je sais c'est que, dans un larynx humain non dressé par l'autolaryngoscopie, il n'est pas possible de distinguer exactement le degré de vibration des cordes vocales, ni même de voir si l'opposition des aryténoïdes est telle qu'elle puisse fermer hermétiquement ou non la glotte cartilagineuse.

vent être belles et utiles, elles ne sont jamais naturelles.

Les mécanismes à anche longue ou courte sont les deux seules particularités du territoire réel de la voix, toutes les autres divisions sont, pourrait-on dire, politiques.

Le problème se pose de la sorte : Étant donnée une anche unique (car les deux cordes agissent comme une anche), comment peut-on produire tel ou tel ton ? On doit prendre trois facteurs en considération pour tous les sons produits par le larynx : 1° le degré de tension des cordes ; 2° la portion de l'anche mise en vibration, (portion variable en longueur et en largeur) ; 3° la force du courant d'air. Pour la même tension on aura la même note lorsqu'il reste constant : s'il devient plus fort sans que la tension varie, le diapason s'élèvera. Il y a naturellement des limites au delà desquelles ni la tension, ni le courant d'air ne peuvent être augmentés, toute la difficulté consiste à raccourcir les cordes ; car plus on les raccourcit, plus on élève le diapason sans exagérer le courant d'air. Je n'ai pas la prétention de dire quelque chose de neuf sur ce point. Il y a des années que la théorie de l'anche vocale est à peu près acceptée par tout le monde. Magendie l'a proposée [1] et les expériences de Müller l'ont démontrée. Le premier de ces physiologistes affirma que chez les chiens l'anche se raccourcit à mesure que la voix devient plus aiguë. La seule nouveauté que j'aie osé formuler c'est que le facteur essentiel pour la production de la voix de poitrine est l'anche longue comme celle de la

1. *Précis élémentaire de physiologie*, 3° éd. Paris 1833, t. I, p. 292.

voix de tête est l'anche courte. Je ne voudrais pourtant pas qu'on prît cette théorie pour une clef magique capable d'ouvrir les portes qui conduisent aux recoins obscurs de la physiologie du larynx. Je la présente simplement comme un résultat positif obtenu après avoir débarrassé par l'analyse critique les doctrines des éléments confus qui les obscurcissaient.

Quand on observe le larynx durant le chant, la position de l'anche vocale, c'est-à-dire des cordes vocales agissant de concert est facile à distinguer, on peut également voir d'en haut la forme et le volume de l'orifice par lequel passe l'air. Les difficultés d'un bon examen sont telles que pour obtenir une vue complète de tout l'acte, il faut examiner un grand nombre de chanteurs. Ainsi pour étudier le travail des cordes vocales dans son échelle complète, chez 50 personnes, j'ai dû examiner de trois à quatre cents chanteurs. On a fait observer avec raison que pour bien voir l'action des cordes vocales dans le chant il faut qu'un grand nombre de vocalistes habiles soient examinés par une personne très habituée au maniement du laryngoscope [1]. J'ai examiné seulement des personnes possédant de belles voix. Mes observations ont porté sur plusieurs des meilleurs chanteurs de notre époque. Sur 50, 42 étaient exercés, les huit autres étaient des chanteurs naturels. Je n'ai jamais étudié de gens qui ne chantent pas, parce que, comme je l'ai déjà dit, ils n'eussent pu m'être d'aucune utilité. Avant de rapporter les résultats de ma

1. Gordon Holmes. Vocal Physiology and Hygiene, 2e éd. p. 118.

propre observation, je rappellerai aux lecteurs peu fami-

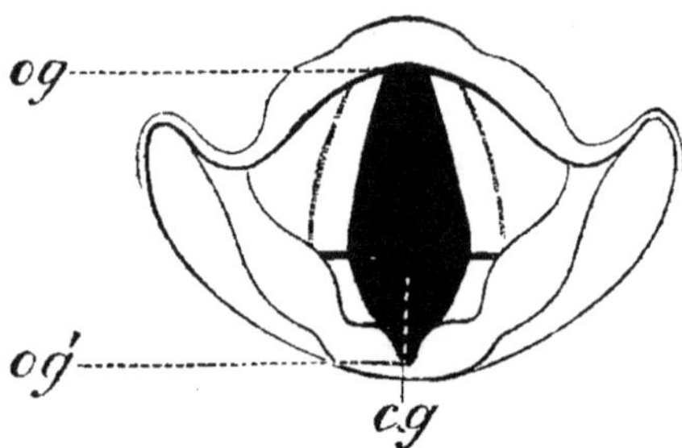

Fig. 4. — Diagramme de la glotte dans une inspiration profonde.
og og', Orifice de la glotte. L'espace placé en face (en haut) des petites lignes ombrées est la glotte ligamenteuse, l'espace placé en arrière et en bas ou cg est la glotte cartilagineuse.

liarisés avec les détails anatomiques : 1° que l'espace com-

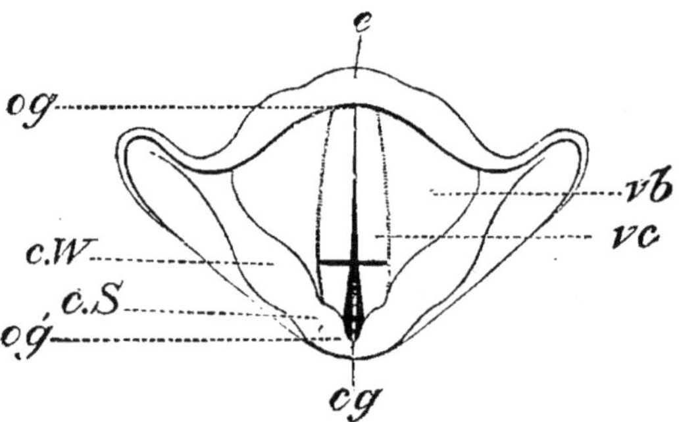

Fig. 5. — Diagramme de la glotte en phonation. La partie au-dessous et en arrière de la ligne ombrée est la glotte cartilagineuse.
(e épiglotte ; og og' orifice de la glotte ; cg glotte cartilagineuse ; vb bandelette ventriculaire ; vc corde vocale ; cw cartilage de Wrisberg ; cs cartilage de Santorini. Pour explications plus complètes relativement à la position de la glotte ligamenteuse et de la glotte cartilagineuse, voy. fig. 4.)

pris entre les cordes vocales s'appelle glotte ou fente glottique (voy. fig. 4 et 5 og et og') : 2° que les sons vocaux

sont produits par la vibration des bords libres ou lèvres
de la glotte, c'est-à-dire de l'anche formée par les cordes
vocales ; 3° que les 3/4 antérieurs de ces lèvres consistent

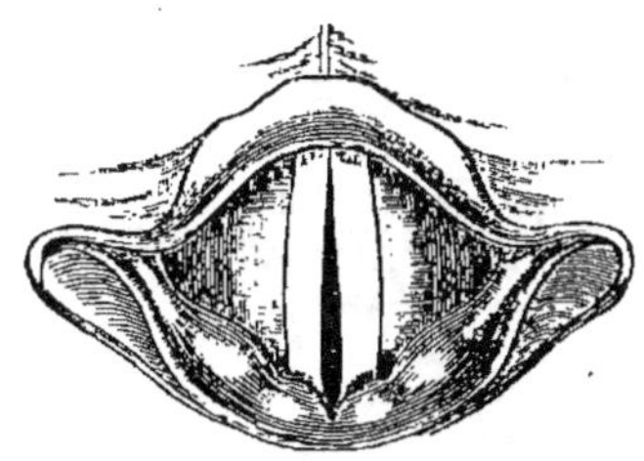

Fig. 6. — GLOTTE DE L'HOMME DANS L'ÉMISSION D'UNE NOTE BASSE

en un tissu élastique ou ligamenteux, tandis que le quart
postérieur est formé de tissu cartilagineux constituant la
base du cartilage aryténoïde (V. fig. 2 et 3).

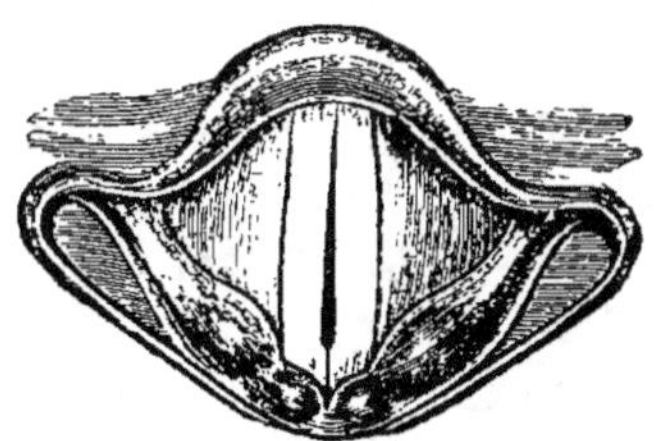

Fig. 7. — GLOTTE DE L'HOMME DANS L'ÉMISSION D'UNE HAUTE NOTE

L'ouverture est divisée en glotte ligamenteuse et cartilagineuse par l'apophyse vocale et les cornes antérieures des
cartilages aryténoïdes constituant la ligne de séparation.
C'est seulement la portion antérieure ou ligamenteuse qui
forme l'anche véritable. En général, on peut dire que la
glotte cartilagineuse, ouverte dans les notes basses, est

et demeure fermée dans les notes de poitrine élevées, tandis qu'un segment de la glotte ligamenteuse est étroitement fermé dans la voix de tête.

En analysant mes faits avec plus de détails (voy. appendice), je fis les observations suivantes :

1° Dans la voix de ténor, la glotte est ouverte de manière à donner le 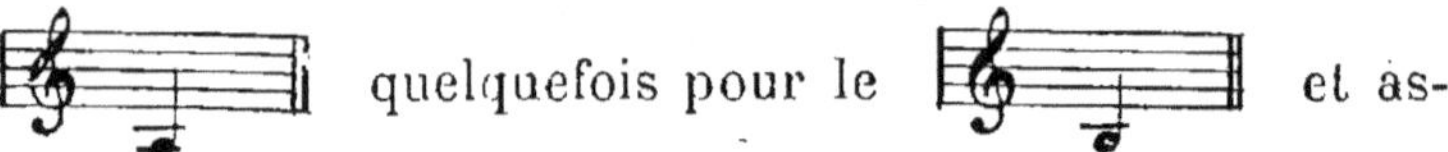 quelquefois pour le quelquefois pour le et assez souvent pour le

A partir de cette note, la partie cartilagineuse de la glotte est fermée. Quelquefois, en revanche, la glotte est complètement ouverte ;

2° Dans la voix de baryton, la glotte tout entière est parfois ouverte en 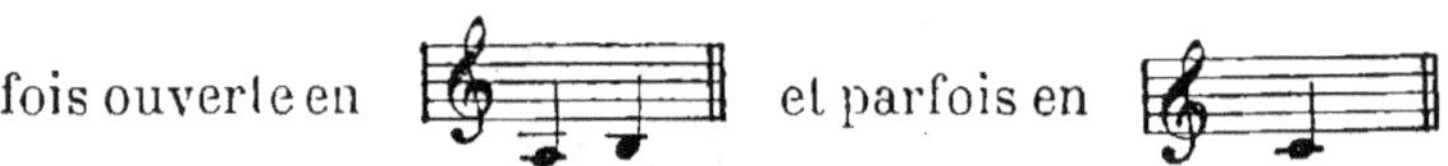 et parfois en

Au-delà de cette note, la portion cartilagineuse est graduellement fermée, sauf les cas rares, dans lesquels toute la glotte est ouverte ;

3° Dans la voix de basse complète, la glotte est quelquefois ouverte en . A partir de ce point, la glotte cartilagineuse est graduellement fermée, sauf dans quelques cas où elle reste ouverte ;

4° Dans le soprano et le mezzo-soprano, toute la glotte est quelquefois ouverte en [musical notation] ou en [musical notation]

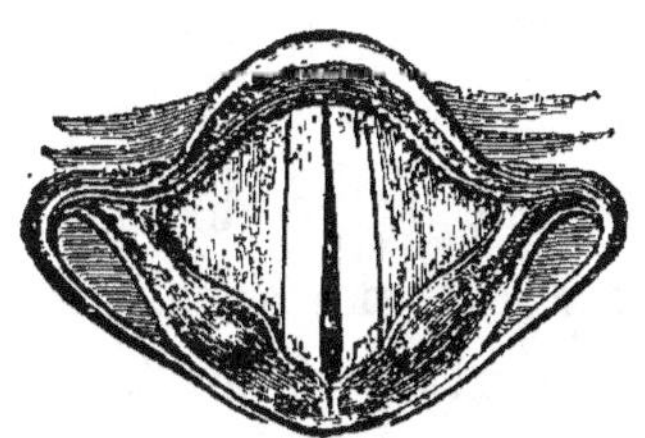

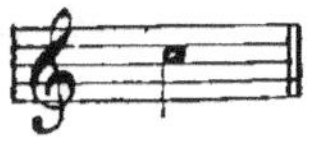

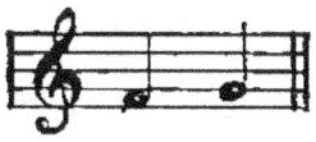

Fig. 8. — Aspect laryngoscopique d'une glotte de femme au moment de l'émission d'une note basse.

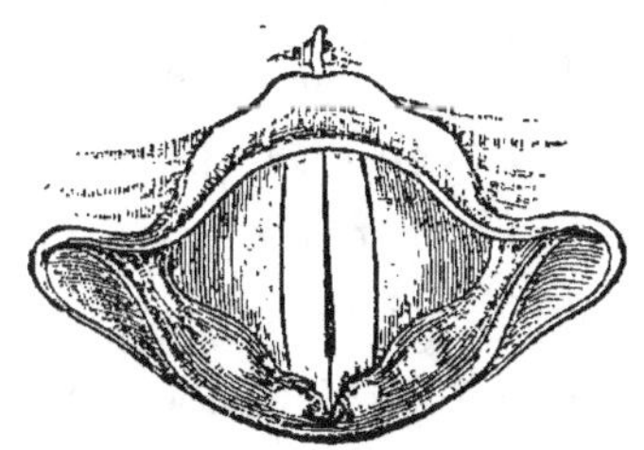

Fig. 9. — Aspect laryngoscopique d'une glotte de femme dans la production d'une haute note (anche longue).

Dans quelques cas, la glotte reste ouverte dans toute l'étendue de l'échelle ;

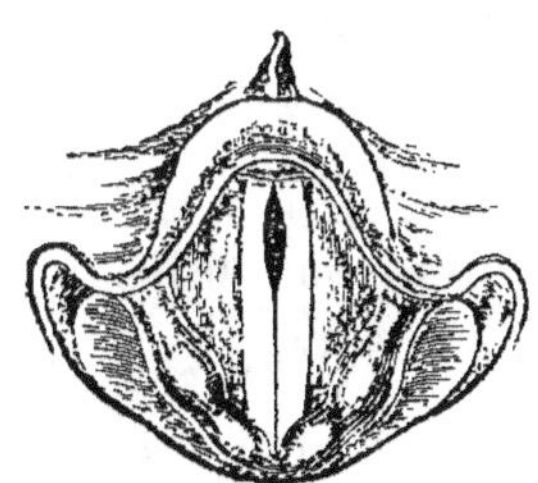

Fig. 10. — Aspect laryngoscopique d'une glotte de femme dans la production d'une note de tête (aspect ordinaire).

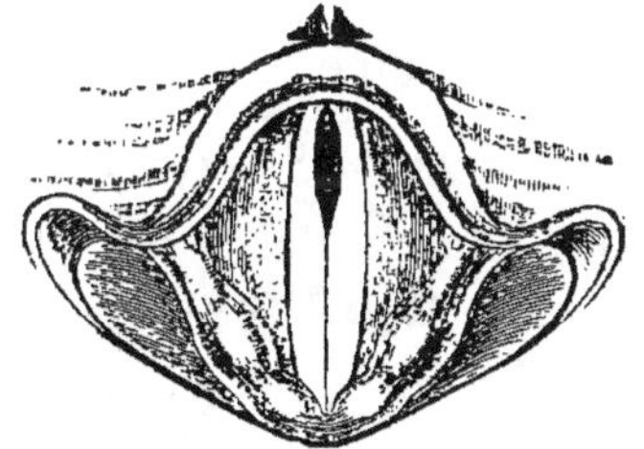

Fig. 11. — Aspect laryngoscopique d'une glotte d'homme dans la production de la voix de fausset (aspect ordinaire).

5° Dans la voix de contralto toute la glotte est ouverte en [musical notation] Au delà de ce point, la portion cartilagineuse est fermée ;

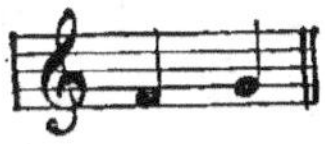

6° Dans la voix de tête des femmes et la voix de fausset

des hommes, la glotte ligamenteuse (fig. 8 et 9) est toujours fermée dans la partie postérieure, parfois même
dans la partie antérieure. Dans le premier cas, il existe
une ouverture s'étendant à la partie antérieure des cordes
vocales ; dans le second (fig. 11 et 12), l'ouverture occupe
le 1/3 moyen de la glotte ligamenteuse.

L'ouverture de la partie postérieure de la glotte ne
paraît pas une chose de bien grande importance, elle
n'affecte pas l'élément vibratoire et il est même probable
que l'air passe à travers la partie postérieure durant le
chant, même quand une fermeture apparente a eu lieu. Il
y a un autre genre de fermeture beaucoup plus signifi-
catif, la fermeture *hermétique* (stop-closure). Je veux dire
par ce mot que la glotte est disposée de telle sorte que
ses lèvres membraneuses ne sont plus seulement en contact, mais qu'elles sont pressées assez étroitement l'une
contre l'autre sur une portion plus ou moins grande de
leur étendue pour que chacune ne puisse pas vibrer à
part. Cela tient à ce que le bord d'une lèvre chevauche sur
celui de l'autre ou que la pression des cordes l'une contre
l'autre est telle que leurs angles sont tournés en haut. Ce
mécanisme est mis en jeu lorsque les notes de tête sont
données par les femmes, ou que les notes de fausset le
sont par les hommes. Dans cette condition, la partie postérieure de l'intervalle compris entre les cordes vocales
elle-mêmes n'est pas simplement fermé, mais les deux
cordes sont étroitement pressées l'une contre l'autre sur
une certaine étendue ; dans la portion où elles sont ainsi

serrées, toute vibration est impossible, de telle sorte que l'anche longue est transformée en anche courte. Parfois les cordes vocales sont pressées l'une contre l'autre à la partie antérieure. Beaucoup d'observateurs regardent cette disposition comme ordinaire; pour mon compte il m'a semblé que la fermeture postérieure était plus commune.

Que la fermeture ait lieu en arrière seulement ou en arrière et en avant, l'ouverture elliptique entre les lèvres de

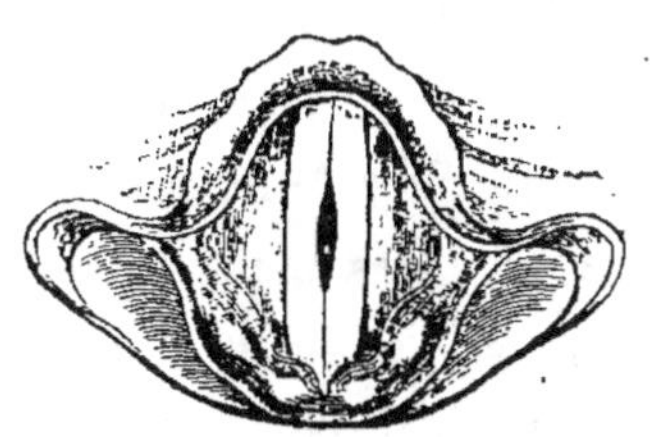

Fig. 12. — Aspect laryngoscopique de la glotte de la femme dans la voix de tête (type exceptionnel généralement décrit comme ordinaire).

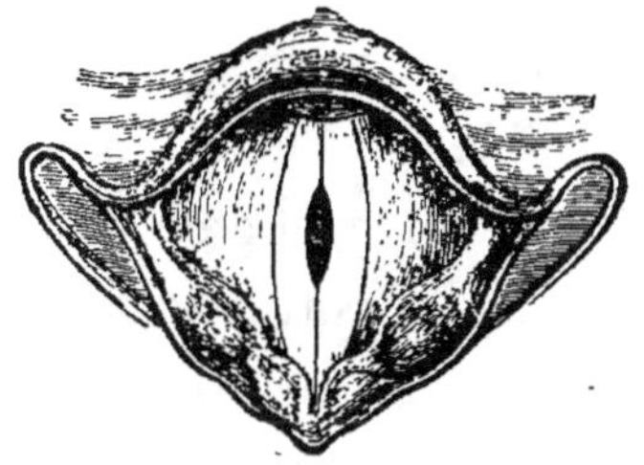

Fig. 13. — Aspect laryngoscopique de la glotte d'homme dans la production de la voix de fausset (type exceptionnel généralement décrit comme ordinaire).

la glotte devient infailliblement plus courte, dans le sens antéro-postérieur, à mesure que la voix s'élève. Dans deux cas seulement j'ai vu une exception : l'ouverture elliptique était formée en arrière de la glotte juste en face de l'apophyse vocale. Ce fait a été vu dans le larynx d'un bon chanteur ; il est noté dans la table de l'appendice III. Dans l'autre exemple le centre de l'ouverture elliptique correspondrait à l'apophyse vocale. Le sujet était un chanteur de concert qui appelait sa manière « descriptive ». L'observation n'est pas dans mes tableaux (fig. 12 et 13).

Après que l'action d'arrêt est arrivée et quelquefois auparavant, la partie postérieure de la glotte est couverte par l'étroite apposition des cartilages aryténoïdes et des cartilages de Santorini. Je n'ai pas compris dans mes tableaux les cas dans lesquels cette couverture a lieu avant la fermeture hermétique (voy. appendice III). L'anche longue (voix de poitrine) est généralement employée par les sopranos purs. Les figures 8 et 9 montrent l'action des cordes vocales dans les cas de Mmes Nillson, Albani, Valleria [1]. Les chanteuses en contralto chantent presque invariablement leurs notes élevées dans le registre de tête (anche courte). Ce mécanisme, existant chez Mme Patey, et plusieurs autres cantatrices remarquables est montré dans la fig. 10. Les mezzo-soprano se servent également des anches longue et courte. La plupart des ténors emploient les deux : les $\frac{5}{6}$ de notes sont chantées à anche longue, les autres à anche courte; peu se limitent à l'anche longue. Un des plus charmants chanteurs de ballades de notre temps se sert de l'anche courte pour la production de trois quarts de sa voix. Les barytons, lorsqu'ils gardent leur propre étendue, emploient l'anche longue, et les basses n'ont pas d'autre mécanisme.

[1] Mancini (*Pensieri e reflessioni pratiche sopra il canto figurato Vienna* 1774, p, 43) dit que dans certains cas il y a un seul registre, le registre de poitrine pour toute l'étendue de la voix. « On donne, dit-il, quelques exemples rares dans lesquels individus ont reçu de la nature le don singulier de pouvoir tout faire avec la seule voix de poitrine. »

Les plus remarquables chanteurs en alto, parmi les hommes, sont des basses ou des barytons qui emploient habituellement la voix de fausset ; ils détruisent, par ce procédé, leur registre naturel, à anche longue. Si, au contraire, les deux registres sont constamment exercés, il n'y a aucun inconvénient ni pour l'un ni pour l'autre. M. Corney Grain peut chanter deux octaves avec l'anche longue et un octave au-dessus avec l'anche courte, c'est-à-dire en fausset, et il est difficile de dire quel registre est le plus beau.

Une chose démontre bien que la production de la voix de fausset est artificielle : les adultes jeunes, chanteurs naturels, ne l'emploient jamais. Pour un esprit juste, une telle voix fait l'effet d'un biais auquel il n'est pas prudent de trop recourir. Cette idée tient probablement à ce que la voix de fausset non exercée est ordinairement désagréable et pauvre en qualité.

Avant le développement du larynx, c'est-à-dire avant la puberté, l'anche dite longue, est relativement courte. Après avoir examiné un très grand nombre de cas, je puis affirmer que les garçons qui chantent en alto emploient toujours le registre de poitrine. D'habitude, le timbre indique le registre, mais pas toujours. Ainsi, la voix de M. Lely a tous les caractères de l'anche courte et il n'emploie que l'anche longue. Beaucoup de belles notes de Mlle Florence de Saint-John semblent correspondre à la voix de tête et elle ne se sert que du registre de poitrine.

Revenons au mécanisme du fausset. On croit que les

cordes vocales sont relâchées et que leurs bords seuls vibrent ; le relâchement n'est que relatif. Pour bien vibrer, les bords ont besoin d'une tension, moindre dans la voix de fausset que dans la voix de poitrine, et c'est probablement à cause de cela que la première exige moins de souffle.

C'est à cela qu'est dû le soulagement qu'on éprouve en passant de l'anche longue à l'anche courte et en même temps que l'augmentation de la distance entre les cordes vocales assure une sortie plus facile de l'air. Pour ce qui est de la théorie des vibrations des bords, il est bon de remarquer qu'elle doit son origine à une seule expérience de Lehfeldt (voy. tabl. II). Celui-ci souffla par la trachée dans un larynx enlevé et produisit un son semblable à celui du flageolet. En examinant les cordes vocales avec un verre grossissant il vit que les bords seuls vibraient. Acceptée par plusieurs cette théorie a fini par être regardée comme un dogme physiologique. Tout ce qu'on peut voir au laryngoscope c'est que dans la voix de tête ou de fausset il existe une ouverture elliptique entre les cordes vocales près de leur commissure antérieure.

Bien que Lehfeldt ait pu reconnaître seulement avec le secours d'une lentille les limites des vibrations dans un larynx disséqué qu'il tournait et retournait à volonté ; beaucoup de laryngistes ont été jusqu'à dire qu'ils avaient pu suivre ces vibrations avec leur miroir. Il est difficile d'admettre que des mouvements aussi limités puissent être visibles à l'œil nu à une distance de douze pouces (c'est le point le plus rapproché auquel on puisse bien voir le larynx). Notons que les parties dont on prétend distinguer les vibrations n'ont pas plus d'un demi-pouce de long, plus d'un seizième de pouce de large. Il est plus difficile encore de supposer que l'examen le plus soigneux puisse permettre de reconnaître qu'une portion d'un objet si petit et si éloigné entre en vibrations tandis que l'autre reste fixe. Et l'on nous demande de croire qu'on voit le bord des cordes vocales vibrer seul ! Ayons donc présent à l'esprit ce fait : que ces vibrations doivent être au nombre de 10,000 par seconde, ou de 2,000 si nous comprenons dans la vibration comme c'est la coutume en France le mouvement de va-et-vient. En outre, elles se font de haut en bas (et non latéralement) ; l'observateur voit la partie supérieure des cordes vocales, et se trouve par conséquent dans une situation où la difficulté d'étudier ces mouvements est très grande. J'avoue que je n'ai jamais pu voir moi-même de pareils mouvements dans les notes élevées (notes de poitrine ou notes de tête). Je ne les ai distingués que dans les notes basses (surtout chez les barytons et les chanteurs de basse) ou dans la voix parlée.

Le mécanisme qui empêcherait la vibration de la portion externe des cordes vocales est, suppose-t-on, la contraction des fibres latérales du muscle thyro-aryténoïde (v. Appendice I), mais, d'après Mandl, ce seraient les ligaments ventriculaires, qui entraveraient le plus la vibration dans la voix de fausset ; ils seraient alors abaissés au point de pres-

ser sur la face supérieure des cordes vocales, et par ce
moyen, le courant d'air ne peut agir que sur un espace très
étroit du bord libre. Si plausible que puisse être la chose
en théorie il est comme l'a dit Holmes, difficile sinon impossible de la démontrer par l'observation directe: on ne
peut examiner assez obliquement ces parties pour déterminer où se fait un contact précis entre les cordes vocales
et les ligaments ventriculaires. Bien que j'aie souvent essayé
de voir leur action, je n'ai jamais réussi. MM. Gougenheim
et Lermoyez déclarent avoir observé un chanteur de
basse se servant du mécanisme du registre de fausset[1].
Mme Seiler pense que la fermeture antérieure de la glotte
est souvent facilitée par la présence de petites pièces de
cartilage dans l'épaisseur des cordes. Elle croit que cette
disposition est plus fréquente dans le larynx de la femme
que dans celui de l'homme. Comme les anatomistes exa-
minent de préférence celui-ci à cause de son plus grand
volume, c'est peut-être pour cela que cette particularité
a passé presque inaperçue. Mme Seiler ajoute que ses
observations sont appuyées sur une description donnée
dans l'anatomie de Willson, mais, autant que j'ai pu
m'en assurer, les petits cartilages figurés dans ce livre,
et auxquels elle fait allusion, sont situés entre ceux de
Wrisberg et Santorini. Le docteur Elsberg paraît en avoir
rencontré qui correspondent à ceux qu'a décrits Mme Seiler. J'ai vu au laryngoscope quatre cas dans lesquels de petites taches blanches se trouvaient à la partie intérieure

1. Physiologie de la voix et du chant, p. 142. Paris, 1886.

des cordes vocales. Elles ne faisaient aucune projection ;
peut-être avaient-elles la structure cartilagineuse ; les
femmes chez lesquelles j'ai noté cette particularité chantaient ; faux le traitement ne put absolument rien contre
leur état. J'ai plusieurs fois examiné des larynx de
femme disséqués afin de découvrir les cartilages décrits
par Mme Seiler, je n'ai pas été assez heureux pour les
rencontrer.

Pour ce qui est de l'action des parties voisines sur
la glotte, tout le monde admet que dans les tons les
moins élevés l'épiglotte tombe sur le larynx, de manière à ne laisser voir pour ainsi dire que les cartilages
aryténoïdes. Quand le diapason s'élève, l'épiglotte s'élève
aussi, lorsque le registre de tête est atteint, les cordes
vocales deviennent visibles dans toute leur longueur.
Garcia va jusqu'à faire de l'ouverture de la partie supérieure du larynx un caractère distinctif de la voix de
fausset [1]. D'un autre côté, Holmes soutient que, dans
la production de la voix, le *détroit laryngé*, au lieu de
se dilater, subit une constriction progressive poussée
jusqu'à l'extrême limite à laquelle on peut voir les bords
des cordes vocales à travers l'étroit orifice qui reste [2]. Mes
propres observations concordent tout à fait avec celles de
Holmes. En d'autres termes le son produit dans la glotte
est comme étranglé par suite de son passage à travers un

1. Observations physiologiques de la voix humaine, 2ᵉ éd. Paris
1881.

2. Op. cit. p. 119.

tube rétréci pour arriver jusque dans la bouche. D'autres supposent qu'un phénomène analogue se passerait dans le pharynx (v. App. I). Ses parois, comme nous l'avions déjà dits sont musculaires et Mills, attribue à cette cause le sentiment de fatigue de la région qu'on éprouve souvent dans la production de la voix de tête.

MM. Gougenheim et Lermoyez attachent beaucoup d'importance à ce que dans le registre de fausset le voile du palais est sensiblement refoulé en arrière et en haut de manière à prévenir le passage de l'air par le nez. La preuve expérimentale est fournie par ce fait que lorsqu'on donne la voyelle *i* en voix de poitrine les narines comprimées elle présente distinctement le caractère nasal, tandis que si elle est émise dans le registre de la tête (toujours pendant la compression des narines), il n'y a pas de nasillement; on peut en conclure que dans le second cas tout le courant d'air passe par la bouche.

D'autres mouvements ont lieu dans le registre de tête et même dans les notes élevées de la voix de poitrine, mais ils sont alors plus limités. Ainsi, quand le voile du palais s'élève de plus en plus, une traction est nécessairement exercée sur les piliers (voy. Appendice I), qui sont attachés sur les côtés du pharynx en arrière de la langue. Ces piliers sont en réalité des faisceaux de fibres musculaires; un d'eux, l'antérieur, est fixé à la langue; l'autre est en connexion directe avec le cartilage thyroïde. L'élévation du voile du palais tend donc à élever la langue et le larynx, cette action est aidée par la contraction sympathique des

piliers musculaires. Chacun peut constater, sur soi-même,
que le larynx s'élève avec la voix ; plusieurs écrivains ont
regardé cette élévation comme le facteur indispensable de
la voix de tête. Il est au contraire prouvé qu'on peut émettre les notes de fausset sans élévation correspondante du
larynx, pourvu que la langue soit fixée. Le larynx s'abaisse
un peu vers le thorax dans les notes profondes ; c'est une
conséquence plutôt qu'une cause du peu d'élévation du
diapason. Le chanteur relâche instinctivement tous les
muscles qui soutiennent l'organe et les cordes vocales présentent leur tension minimum. L'abaissement du menton
vers le sternum fait partie de cette adaptation naturelle.
Les ténors et les sopranos pour produire de hautes notes
de tête portent la tête en arrière. La distance totale que
parcourt le larynx, de la voix de poitrine la plus grave à
la voix de fausset la plus haute, est si peu considérable
(elle ne dépasse pas 1 cent 1/2) que l'élongation ou le raccourcissement du tube vocal peut difficilement exercer
une sérieuse influence sur le diapason. L'élévation proprement dite du larynx ne doit pas être confondue avec le
rapprochement des cartilages cricoïde et thyroïde et l'obli-
tération consécutive de l'espace qui se trouve en avant
entre leurs bords (espace crico-thyroïdien, voy. fig. 5).
Ce dernier mouvement n'affecte en aucune manière la
position du larynx dans sa totalité, mais seulement les
cordes vocales au point de vue de leur tension dans le
sens antéro-postérieur. Le rapprochement des bords des
cartilages tend les cordes vocales tandis que leur sépa-

ration les relâche ; par conséquent dans les notes les plus basses du registre de poitrine, l'intervalle est à son maximum tandis que dans les plus élevées il disparaît complètement ; chaque chanteur peut vérifier la chose sur lui-même.

Il est probable que les deux ailes du cartilage thyroïde (Appendice I), sont tirées de côté et écartées l'une de l'autre dans les notes basses, tandis qu'elles sont pressées l'une vers l'autre et rapprochées dans les notes élevées. Une sorte d'encoche verticale s'étend en avant entre ces deux ailes, et cette disposition beaucoup plus prononcée chez l'homme que chez la femme, rend notablement plus mobiles les parties latérales du cartilage ; grâce à sa présence, il peut être élargi sur une plus grande étendue, certains théoriciens n'hésiteraient pas à déclarer que ce fait montre l'utilité de la division médiane, parce que la voix de l'homme a besoin d'une glotte plus large pour son complet développement que la voix plus grêle de la femme.

Pour ce qui est des parties sous-glottiques, nous voyons que la trachée s'élève dans une certaine étendue au dehors du thorax quand la voix donne une haute note. Ce mouvement n'a probablement qu'un effet léger ou nul sur la tonalité et la qualité de la note ; c'est un résultat tout naturel de l'augmentation d'énergie de l'expiration ; le larynx poussé de bas en haut par le courant d'air entraîne la trachée. Pour le thorax lui-même, on note entre les deux registres cette différence : dans les notes basses les parois sont fortement agitées : on peut le constater en appliquant la main sur la poitrine du chanteur (c'est de là que vient l'expression voix de poitrine) la vibration devient plus faible à mesure qu'on arrive aux notes plus élevées ; elle cesse complètement dans la voix de fausset.

Jetons maintenant un coup d'œil sur l'ensemble de cette question ; nous ne saurions nous dissimuler que le sujet est hérissé de difficultés. Quatre moyens d'exploration ont été employés pour acquérir les connaissances que nous possédons au sujet de la production de la voix : 1° L'étude des sensations subjectives ; 2° l'analogie ; 3° l'expérimentation ; 4° l'observation directe. Quelques-unes de ces méthodes sont trompeuses, aucune n'est entièrement satisfaisante. C'est en raisonnant d'après les sensations qu'on a employé les termes voix de tête et voix de fausset et qu'on est arrivé à toutes sortes de notions absurdes sur le siège et le mode de production de la voix. Ainsi un chanteur déclare sérieusement qu'il tire ses notes de fausset du fond de son nez ; une autre qu'il va les chercher au sommet de sa tête, ils sont absolument sûrs du fait, aussi sûrs que Goldsmith l'était de faire mouvoir sa mâchoire supérieure en mangeant. Nos sensations que nous interprétons toujours très mal, lorsqu'il s'agit de phénomènes intraorganiques sont des témoins traîtres et trompeurs lorsqu'il s'agit du larynx. J'ai tous les jours l'occasion d'observer des malades qui localisent avec une précision parfaite, une sensation dont on trouve visiblement la cause réelle ailleurs. Il est très difficile de convaincre une personne qu'un os ou un autre

corps étranger qu'elle avait dans la gorge, a été retiré
même lorsqu'on le lui montre. La sensation est un bon
procédé de contrôle, lorsqu'il s'agit de confirmer des résultats obtenus par d'autres moyens ; c'est toujours à elle
qu'il faut s'en rapporter pour savoir si un acte réclame
un effort ou n'en réclame pas. Les conclusions relatives à
la voix obtenues en raisonnant par analogie ont été déjà
touchées lorsque nous avons parlé des instruments de musique auxquels on l'a comparée. L'analogie est un instrument merveilleux pour l'explication, elle ne vaut rien pour
servir de base à une théorie. A part la caisse et le triangle
il n'y a peut-être pas un instrument auquel on n'ait trouvé
une ressemblance frappante avec l'organe de la voix humaine. On n'a peut-être pas comparé le larynx à la cor-
nemuse, mais les ventricules la rappellent si bien qu'une
telle analogie ne pourra certainement pas rester longtemps inaperçue !

En étudiant la voix, le véritable commencement de la sagesse consiste à débarrasser l'esprit de toutes les idées pré-
conçues tirées des similitudes avec tel ou tel instrument, et
d'examiner le larynx lui-même à la lumière de l'anatomie
et de la physique. Il n'est pas douteux que toutes les fan-
taisies fournies par les rapprochements aient exercé une
influence fâcheuse sur nos connaissances.

L'expérimentation est si difficile que son utilité est nécessairement limitée. Les résultats obtenus par Müller sont
passibles de cette objection que les conditions de production du son diffèrent, tout à fait lorsque le larynx est

disséqué et enlevé, et lorsqu'il est en place, pendant la vie. Ses observations ont été faites pour ainsi dire sur le squelette de la voix, mais malgré tout, elles sont d'un secours très sérieux pour l'analyse des éléments multiples qui la composent.

Inutile d'ajouter qu'il est impossible de tirer rien de sérieux à propos de la voix humaine des expériences faites sur les animaux.

L'observation directe avec le laryngoscope est la meilleure méthode, mais les témoignagnes qu'elle donne sont loin d'être irrécusables. Les différences d'interprétation si nombreuses suffisent à le prouver. Il n'y a peut-être pas deux chercheurs qui soient tout à fait d'accord sur ce qu'ils ont vu ; les contestations sont aussi violentes que la fameuse querelle sur les deux côtés de l'écu. Les observations n'ont du reste porté que sur un petit nombre de larynx exercés dans la plupart des cas, sur ceux des observateurs eux-mêmes [1].

1. Le sujet des registres et des différentes vues sur ce difficile problème est discuté dans l'appendice II. Nous espérons qu'une clarté suffisante a été jetée sur la matière en discussion dans le chapitre qu'on vient de lire pour qu'elle puisse être parfaitement comprise pour tous nos lecteurs, en particulier par ceux qui apprennent à chanter.

CHAPITRE IV

EXERCICE DE LA VOIX POUR LE CHANT

Choix d'un maître. — Qualités qu'il doit avoir. — Inutilité du laryngoscope pour l'exercice de la voix. — Détermination de la nature réelle de la voix. — Gymnastique vocale. — Exercices respiratoires. — Mezza di voce. — Portamento. — Énonciation. — Défaut d'énonciation imputables aux compositeurs. — Insouciance des compositeurs relativement à la puissances de la voix humaine. — Exceptions. — Coordination des organes vocaux. — Ménagement du souffle. — Coup de glotte. — Sources de la vieille méthode italienne. — Les chanteurs et chanteuses doivent être exercés par des maîtres de leur sexe. — Exercice des enfants. — Inconvénients de l'éducation collective. — Age auquel l'exercice doit commencer. — Doit-on le continuer durant la mue de la voix ?

§ 1er

CHOIX DU MAITRE

Comme j'ai toujours présent à l'esprit l'antique reproche fait au cordonnier indiscret, je me garderai de toucher au côté esthétique du sujet, je puis pourtant, moi, médecin qui ai eu depuis un quart de siècle l'occasion d'examiner la gorge de chanteurs occupant tous les rangs dans la hiérarchie exprimer mon opinion sur les conséquences physiques de l'exercice vocal.

Le but à atteindre est double. Il faut viser : 1° Le développement de la voix que l'on doit conduire à sa complète étendue. 2° L'éducation de la voix comme instrument artistique. Je ne suis pas très familier avec la seconde condition, mais ce que je sais, c'est que les procédés peu artistiques sont mauvais au point de vue physiologique. Les règles de la production de la voix ne sont pas des canons arbitraires réglés par les maîtres de musique selon leurs prédilections. Ce sont des lois rationnelles fondées sur l'observation des phénomènes naturels et tirées de la pratique des meilleurs chanteurs absolument comme les règles de la grammaire sont des formules généralisées d'une diction pure. Elles ne peuvent corriger la nature, une des lubies chéries de certains professeurs qui la gardent comme un prototype de la divine intelligence. Les vanteries hyperboliques des maîtres de chant, dans lesquelles leur tempérament d'artiste trouve parfois une voie d'expansion, leur prétention à créer de toutes pièces une voix sont simplement absurdes. Est-ce que l'entraîneur peut mettre la vitesse dans les jambes du cheval de course ou la vigueur dans le bras du boxeur? La fonction du maître est assez importante pour qu'il puisse laisser de côté ces ridicules prétentions. Sans lui les natures les mieux douées seront loin de donner ce qu'elles pourraient donner. Le talent non exercé est comme le savoir tacite. « Comme dit Falstaff, il ne faut, pour le mettre en activité, qu'une portion d'un trésor que le diable garde en sac. » Certains chanteurs n'ont confiance qu'au talent naturel, ils se déclarent au-dessus de toutes les règles avec une fatuité égale à celle de cet empereur qui se plaçait au-dessus de la grammaire. Beaucoup de personnes professent une admiration sans égale pour les génies sans règles, elles sont heureuses d'opposer sans cesse la nature à l'art, mais dans le cas actuel, l'art ne fait que perfectionner la nature, et l'antithèse est tout à fait imaginaire. Un chanteur peut être favorisé par la nature, il faut qu'on lui enseigne à utiliser sa puissance et à la ménager de manière à ce qu'il ne la perde pas prématurément. Plus une voix est bonne, mieux elle doit être cultivée pour qu'elle arrive à la perfection, et accomplisse sa destinée artistique.

Il est bon que la voix soit exercée de bonne heure ; on ne doit rien négliger pour cela. Dans la suite, lorsque commence l'éducation réelle, le choix d'un maître est une chose d'une extrême importance. Comment distinguer les charlatans au milieu de la foule les précepteurs réellement dignes de ce nom ? Je répondrai pour parler le langage biblique : C'est aux fruits qu'on reconnaît l'arbre, un médecin est jugé d'après la proportion de ses guérisons, un avocat d'après le nombre des coquins qu'il sauve de la hart ; l'habileté d'un maître de chant peut être appréciée par la valeur de ses élèves. Chantent-ils agréablement ? Conservent-ils bien leurs voix ? Ce témoignage

est le seul critérium certain, il est excellent quand on
sait s'en servir, c'est-à-dire tenir compte seulement d'un
certain nombre d'éléments, et ne pas s'attacher plus
qu'il ne convient aux mérites ou aux revers exceptionnels. Un maître peu favorisé n'a nulle raison d'excuser
son malheur sur le défaut d'aptitude de ses élèves, c'est
avec les organisations ingrates que l'instruction obtient
ses véritables triomphes. Nulle part l'agriculture n'est
aussi perfectionnée qu'en Écosse, où le sol est naturellement stérile.

Le maître de chant idéal, si nous en croyons certains
professeurs doit être un résumé de toutes les perfections,
aussi difficile à trouver dans la nature que le poète de
Raselass, ou l'écolier omniscient de Macaulay. L'ensemble
des aptitudes et des connaissances indispensables est assez
sérieux pour qu'il ne soit pas nécessaire d'exagérer les
choses, tout le monde ne peut pas chanter, et celui qui
sait ce que c'est que bien chanter est capable d'enseigner
son art. Outre les qualités indispensables à tous les maîtres,
c'est-à-dire une connaissance parfaite du sujet, une grande
expérience, un jugement droit, la précision d'idées et
d'expression, l'aspect sympathique, l'enthousiasme per-
sonnel et la puissance de le développer chez les autres,
le tout combiné à la patience de Job et à l'énergie d'Her-
cule, outre tout cela le maître de chant doit posséder encore des qualités spéciales à son rôle. On s'est souvent
demandé s'il doit être lui-même un chanteur ; les professeurs répondent naturellement d'après leurs qualités per-

sonnelles. Au premier abord on est porté à comparer celui qui ne chanterait pas au maître de danse de Swift, doué de toutes les qualités imaginables, mais paralysé. En poussant un peu loin l'analogie en sens inverse on arriverait à dire qu'un bon éleveur de bœufs gras doit être gras lui-même. Il faut qu'un maître sache suffisamment chanter pour donner des exemples adaptés à ses préceptes, montrer à ses élèves comment on peut produire et comment on ne peut pas produire telle voix ; il n'est pas nécessaire que ce soit un brillant artiste. Je crois que beaucoup des gens les plus heureux dans l'enseignement du chant à notre époque, ne possèdent que peu ou point les qualités merveilleuses qu'ils cultivent chez les autres. D'ailleurs ceux qui exercent le mieux un art au point de vue pratique ne sont certainement pas toujours les meilleurs maîtres, ce n'est pas qu'ils manquent de patience, mais ils ne possèdent pas le don de communiquer aux autres ce qu'ils savent ; la pierre servant à aiguiser le rasoir est incapable de couper, l'index montrant une voie qu'il ne peut suivre sont pour moi les emblèmes du professeur [1].

1. Tosi (*loc. cit.* p. 8) recommande avec quelque amertume à celui qui se destine à l'enseignement du chant de lire et de méditer les vers bien connus de Virgile :

> Sic vos non vobis vellera fertis oves!
> Sic vos non vobis nidificatis aves!
> Sic vos non vobis mellificatis apes!
> Sic vos non vobis fertis aratra boves!

(Ce n'est pas pour vous, o brebis que vous portez vos toisons; ce

A première vue, l'enseignement peut sembler une fonction bien humble, mais on ne doit pas oublier qu'instruire autrui est un art comme le chant lui-même, et que l'on ne trouve les deux réunis chez le même individu que par suite de coïncidences heureuses et fort rares [1].

n'est pas pour vous, oiseaux, que vous bâtissez des nids, ce n'est pas pour vous, abeilles, que vous faites le miel ; ce n'est pas pour vous, ô bœufs, que vous portez le joug.)

On pourrait les traduire librement ou plutôt les imiter en ces termes :

La vache ne sécrète pas son lait pour elle, le vers à soie ne tisse pas ses fils pour lui, ce n'est pas pour elle que l'huître fait la perle, l'hermine ne garde pas sa fourrure, le chacal ne chasse pas pour lui ; ce n'est pas pour lui que le pauvre artiste pétrit la glaise, le soldat se bat, le butin revient au capitaine, le maître travaille pour la réputation de ses élèves.

Comme le dit plaisamment Tosi, ce n'est certes pas une chose amusante pour qui que ce soit de porter constamment du vin aux autres sans pouvoir boire (a chi ha sete di portar il vino agli altri e non poter bere.)

1. J'espère qu'on ne déduira pas de ce que je viens de dire qu'un homme sans voix est plus apte à enseigner le chant qu'un autre. Dans les arts qu'on apprend par imitation le maître doit être avant tout un modèle. Les génies offrent rarement de bons exemples aux mortels moins bien doués, leur propre supériorité écrase et décourage leurs disciples ; en outre il paraît exister une sorte d'incompatibilité entre la perfection pratique et la connaissance théorique ou le pouvoir de la communiquer. Elle tient à la différence entre le type synthétique ou producteur de l'esprit et le type analytique ou critique. Ainsi les grammairiens instruits sont en règle générale des écrivains sans élégance ; il n'est pas rare que les pro-

Il n'est pas douteux que pour chanter ou publier la direction de quelqu'un qui a suivi cette carrière ne présente la valeur inestimable toujours attachée à l'expérience pratique.

Pour le maître la voix est chose indifférente, mais il doit posséder une oreille de la plus minutieuse précision, un goût raffiné développé par l'étude des meilleurs travaux de toutes les écoles, la connaissance de ce que l'on joue ou de ce que l'on chante de mieux dans le monde, nous pouvons dire en parodiant la définition de la culture donnée par Matthew Arnold qu'il doit posséder une connaissance non pas limitée à la propre branche de son art, mais étendue à tout le domaine de la musique, à ses principes fondamentaux. Il faut qu'il ait une capacité considérable de travail, de ce travail qui est l'appui même du génie ; qu'il n'épargne aucune peine pour découvrir ce dont l'élève est capable, de telle sorte qu'il puisse développer ce qu'il y a de bon et arracher ce qu'il y a de mauvais en lui. Habile à découvrir les défauts et à les corriger, il ne doit pas le faire d'une manière dure ou irritante ; cette recommandation n'est pas de trop car, je suis fâché de le constater, il y a toujours des maîtres auxquels s'applique le mot de Quintilien : « sic objurgant quasi oderint [1] (ils repren-

fonds physiologistes soient d'assez pauvres médecins. Les poètes jugent fort mal les vers, et le Pégase des critiques n'est trop souvent qu'un descendant de Rossinante.

1. *Inst. Orat.* lib. II, Cap. II.

nent comme s'ils haïssaient). J'ai eu plusieurs fois moi-
même l'occasion d'observer les mauvais effets d'une aussi
rude école sur les natures sensibles. On m'a présenté des
malades qui avaient perdu complètement le pouvoir de
régler leur voix et cela sans maladies ni accidents organi-
ques d'aucune sorte, simplement à la suite de troubles
nerveux déterminés par un maître grondeur ou peu sympathique [1]. C'est absolument comme si l'on secouait vio-
lemment une montre lorsqu'il y a quelque chose d'anor-
mal dans son mécanisme. Chez la femme surtout, le
système nerveux est plus sensible que le rouage le plus
délicat d'une machine ; une agitation un peu forte lui fait
perdre son équilibre. La véritable fonction de l'éducateur,
c'est de favoriser l'évolution du talent et non de l'enrayer.

Le catalogue des qualités et des perfections énumérées
plus haut n'était pas assez long peut-être, car depuis quelques années, une nouvelle école s'est élevée, elle réclame
une connaissance exacte et approfondie de l'anatomie et
de la physiologie des organes de la voix, connaissance acquise par la dissection du larynx, par les examens laryngoscopiques ; elle demande que les élèves soient familiarisés avec les mystères de l'acoustique, de l'hydrostatique,

---

1. La remarque de Fuller touchant les pédagogues *fouettards* de
son temps est tout à fait à sa place ici. Un tel Orbilius perd plus
d'élèves qu'il n'en fait ; sa tyrannie arrête beaucoup de langues qui
parlaient naturellement bien ; le bégaiement ne résulte pas d'autre
chose que de l'influence de la crainte sur la parole en présence
du maître.

qu'ils possèdent des notions de métaphysique ; ce seraient là des éléments indispensables du bagage de celui qui aspire à la profession difficile de maître de chant.

Cette érudition paradoxale pourrait être à la rigueur exigée d'un professeur *in omni re scibili* de Teufeldröckh, elle serait plus nuisible qu'utile à celui qui se propose de faire de son élève non pas un homme de science mais un artiste chanteur. Apollon Musagète lui-même, encombré d'un tel fardeau de savoir, tomberait au niveau d'un pédant de troisième ordre. Les vieux maîtres italiens, qui connaissaient fort peu de chose de la science et n'en avaient cure étaient d'une habileté consommée dans l'art de chanter, ils exerçaient leurs élèves avec un succès au moins égal à celui de nos professeurs modernes armés de leur laryngoscope, de leurs spiromètres, de leurs sthétomètres et autres instruments semblables utiles dit-on, pour la culture de la voix. Il est peu probable qu'on me soupçonne de vouloir déprécier le laryngoscope ; entre les mains du médecin il a fourni certainement les moyens de sauver la vie à beaucoup de gens ; je crains bien qu'entre celles du maître de chant il ne contribue à la ruine de beaucoup de voix. La plupart des professeurs sont d'accord sur un point : l'usage fréquent du laryngoscope dans les exercices vocaux n'est pas seulement inutile, il est pernicieux. M. Manuel Garcia, un des plus instruits et un des plus heureux maîtres que j'aie connus m'a déclaré qu'il emploie fort peu son invention dans son enseignement.

Mme Seiler ne profite jamais de son habileté dans le maniement du laryngoscope pour l'exercice de la voix. Il me paraît également absurde d'insister pour qu'un chanteur connaisse la structure de l'organe qu'il emploie, et pour qu'un peintre étudie l'anatomie de l'œil et fasse des expériences ophtalmoscopiques. Le laryngoscope ne peut faire qu'une chose, donner au chanteur la conscience des mouvements qu'il exécute, c'est une circonstance fâcheuse car pour être parfaits, il faut qu'ils soient automatiques. De plus les examens pratiqués par des commençants sont une cause d'irritation et de fatigue ; et le miroir ne livre une connaissance exacte de l'état des parties qu'à un œil exercé. L'observateur peu habile peut prendre aisément des symptômes passagers ou accidentels pour les signes d'une affection menaçante ou en voie d'évolution ; il devient nerveux, comme un homme qui sent son propre pouls, et finit par se convaincre qu'il ne peut chanter ; parfois l'impuissance est réelle et elle résulte des craintes qu'il s'est forgées lui-même [1]. L'enseignement du chant

1. Comme exemple du genre d'erreur dans lequel peut tomber l'amateur, je mentionnerai la rougeur des cordes vocales qui n'indique nullement qu'elles soient peu aptes au travail. Chez quelques-uns des meilleurs chanteurs elles n'ont jamais la couleur blanc perle qui est dite normale, mais elles sont plus ou moins rouges. En déterminant leur capacité fonctionnelle, il faut tenir compte de la manière dont elles exécutent leurs mouvements, ceci dépend beaucoup plus de l'efficacité de l'appareil nerveux, que des conditions locales ; le vocaliste, anatomiste, physiologiste, laryngoscopiste ne serait pas sage de s'en rapporter à ses propres observations.

par l'anatomie est une absurdité. Que penserait-on d'un maître de danse qui commencerait son cours par un exposé savant de la structure du membre inférieur ? Qu'arriverait-il à l'élève d'un maître d'escrime qui, pour toute parade, lui aurait appris minutieusement les insertions des muscles du bras, au lieu de le rendre habile aux dégagements ? On peut se figurer le désenchantement du garçon si bien instruit lorsqu'il se trouverait en présence d'un spadassin de la vieille école, qui en fait d'anatomie ne connaît qu'imparfaitement une partie de l'extérieur du « panier à pain ». N'apprend-on à nager qu'après un cours préliminaire sur les lois de l'équilibre des liquides ? La prononciation d'une langue étrangère s'acquiert elle-même par une laborieuse analyse du mode de formation des différents mots ? Même en sculpture ; on considère généralement la connaissance de l'anatomie comme essentielle, cependant nous trouvons, en Grèce, la preuve du contraire. La perfection de ses statues a fait l'étonnement des générations qui se sont succédé, et il est douteux que les artistes eussent fait des études anatomiques.

La première chose que doit faire le maître, c'est d'apprécier l'habileté de l'élève, Montaigne l'a dit en parlant de l'éducation générale : « Il est bon qu'il fasse trotter devant lui pour juger de son train ». La qualité de la voix doit être déterminée une fois pour toutes. C'est là la pierre angulaire de l'arche ; l'exercice fondé sur une fausse conception suffit pour tout vicier. Le résultat est la détérioration, quelquefois la ruine de la voix, à moins que l'erreur ne soit découverte et réparée à temps. Le maître ne saurait être trop soigneux dans les décisions qu'il prend sur ce point capital. Ce n'est pas toujours chose facile de reconnaître l'ordre auquel appartient une voix donnée, surtout lorsque son développement physiologique n'est pas complet. Le laryngoscope ne sert à rien, il n'y a pas de signes certains à l'aide desquels on puisse distinguer un contralto d'un soprano ou un ténor d'une basse; l'oreille est le seul guide. Sans doute des méprises sont faites même par des maîtres expérimentés, mais elles sont probablement toujours corrigées avant qu'un mal réel en soit résulté. Mario et Sims Reeves furent, je crois, exercés comme barytons quelque temps avant que le véritable caractère de leurs voix se révélât. Dans le cas de Faure l'erreur opposée fut commise et peu s'en fallut qu'elle ne privât la scène lyrique de son plus remarquable baryton.

Il y aurait présomption de ma part à vouloir donner des conseils aux maîtres de chant dans une matière qui les concerne exclusivement. Le sens commun nous indique pourtant que la voix est faite pour donner ce qu'elle donne le plus aisément et avec le plus de succès.

La classe des notes dans laquelle elle se trouve le mieux indique la catégorie; elles correspondent naturellement à la moyenne de son étendue. Le diapason seul n'est pas un guide sûr, une voix de baryton peut couvrir la plus grande portée du territoire du ténor d'un côté ou de la basse de l'autre, mais dans les deux cas on distinguera par la comparaison le manque de clarté et de résonnance des notes qui sont en dehors de ses limites. Il ne faut pas accorder une grande confiance au chanteur non exercé relativement à la nature de sa voix, parce que l'aisance ou la difficulté relatives avec lesquelles il donne certains tons peuvent dépendre précisément du manque d'exercice ou d'une mauvaise habitude. D'après un proverbe bien connu : Personne ne voit sa propre face dans la glace ; il serait encore plus vrai de dire que personne n'entend sa propre voix. Je ne prétends pas qu'un chanteur doive considérer ses sensations comme non avenues, et abandonner sa voix à la discrétion de son professeur avec l'aveuglement d'une dévote remettant la direction de sa conscience à son confesseur. Si le maître persiste à faire chanter l'élève dans un ton qui exige de lui de sérieux efforts, si chaque leçon est suivie d'une violente fatigue des muscles du larynx, de douleur dans la gorge, d'affaiblissement ou de raucité de la voix, alors, quelle que soit l'autorité du maître il ne faut plus l'écouter, mais tenir compte de l'avertissement que donnent les organes surmenés. Le professeur le plus habile peut se tromper, la nature n'a jamais tort, elle se venge impitoyablement chaque fois qu'on transgresse ses lois.

J'ai un peu insisté sur cette matière, parce que certains maîtres doutent moins de leur infaillibilité que la plupart des mortels. Un baryton ne peut pas plus être transformé en ténor qu'un merle en cigale, un système d'éducation forcée ne fait que du mal. Quelques professeurs pren-

nent Procuste pour modèle, et s'efforcent de briser tout
ce qui ne rentre pas dans le type idéal créé par eux. Les
défenseurs de cette méthode donnent comme exemples et
comme preuves de ses qualités les voix merveilleuses
qu'elle a servi à former. Ne pourrait-on pas dire qu'elles
ont résisté parce qu'elles étaient plus robustes que les
autres? Les organisations puissantes supportent une discipline qui briserait des êtres fragiles.

§ II

GYMNASTIQUE VOCALE

L'exercice doit viser le développement des trois principaux facteurs de la voix, le pouvoir moteur, l'élément
vibrant, l'appareil à résonnance. L'usage judicieux de
chacune des parties qui concourent à la production de
la voix et celui de l'ensemble, ou, si l'on peut s'exprimer
de la sorte, les manœuvres de bataillon des organes
vocaux, doivent former le fond des instructions du maître.
Je l'ai déjà dit, je n'ai nullement l'intention de m'élever
aux dernières hauteurs du sentiment et des effets artistiques.

La puissance motrice est le courant d'air expiré; par
conséquent, savoir ménager sa respiration est une condition essentielle pour bien chanter, si belle que soit la voix,
on n'aura jamais des effets artistiques quand la respiration
est défectueuse.

Le premier point de tout système d'instruction consiste
à enseigner à l'élève quand et comment il doit prendre de

l'air ; comment il doit diriger et régler le courant lorsqu'il vide ses poumons [1]. C'est une des choses les plus difficiles de l'art du chant ; il faut s'en rendre maître à n'importe quel prix, c'est une conditon vitale. Corrigeons d'abord les mauvaises façons de respirer ; on les rencontre très souvent chez la femme parce que le jeu du diaphragme est entravé par la pression de corsets trop étroits. N'oublions pas que des personnes qui, ayant reconnu les défauts de leur manière, se sont débarrassés de leurs instruments de torture, gardent longtemps la marque de l'état de choses antérieur ; qu'il persiste chez elle une altération de la forme et de la fonction.

De fréquents exercices de la respiration seront faits dans la station verticale ou le décubitus dorsal. Dans le premier cas, le corps est droit, la tête également, sans être rejetée en arrière ; cet acte doit être accompli naturellement, sans mollesse ni violence, à intervalles réguliers, en ayant bien soin de n'imprimer aucun mouvement au squelette du cou tant que les poumons sont distendus ; ceux qui par faiblesse ou négligence sont assis d'ordinaire, ou qui laissent pendre leurs membres dans une langueur esthétique feront bien de commencer leurs exercices de respiration dans le décubitus dorsal. Les alternatives d'inspiration et d'expiration sont nécessaires. Le but qu'on se propose dans le

1. La perfection de l'art de respirer en chantant est atteinte lorsque cet acte s'effectue inconsciemment, Lablache rapporte qu'il a surveillé Rubini pendant plus de 4 minutes sans pouvoir le voir respirer.

premier cas, c'est : 1° de remplir la cavité thoracique avec le moindre effort possible ; 2° de reprendre haleine en chantant ou en parlant sans s'interrompre. Enfin il faut vider complètement les poumons, mais sans effort ; l'élève doit s'efforcer d'être maître de ce qu'il fait, d'adapter à toutes les formes le courant d'air expiré, de modifier sa violence et sa force de telle façon qu'aucune partie ne soit perdue. La capacité respiratoire doit être augmentée par des exercices convenablement dirigés. La marche, l'ascension des collines, la course, l'escrime, les haltères sont d'excellents exercices à condition qu'on ne les pousse pas jusqu'à la fatigue.

Il faut bien comprendre que ce sont là des exercices préliminaires ; qu'ils rendront de grands services, lorsqu'il n'est pas nécessaire de faire un grand effort vocal. Une *prima donna* ou un grand acteur prendront peu ou point d'exercice, lorsqu'il faut faire de sérieux efforts avec l'organe vocal, celui-ci a besoin de toute sa puissance musculaire et de toute sa puissance nerveuse. Les personnes auxquelles leur organisme ne permet pas les grands exercices pourront y suppléer dans une certaine mesure par des appareils pneumatiques! J'en recommande à tous les chanteurs un qui a été construit sur mes indications. Permettant à chaque personne d'apprécier exactement la quantité d'air qui peut être inspiré et expiré ; il est utile surtout, parce que la manœuvre qu'il exige est plus précise et mieux déterminée que la respiration ordinaire. Par une pratique assidue, on peut augmenter la capacité vitale[1] à un degré bien marqué. Maclaren, qui fut si longtemps le mentor de l'athlétique jeunesse d'Oxford, dit qu'il a souvent remarqué sur lui-même un gain de quelques pouces dans la circonférence du thorax à la suite d'une courte excursion à pied.

Inutile de dire que l'inspiration doit être silencieuse; rien n'est plus désagréable que les efforts coupant une mélodie comme une sorte de cri partant des profondeurs de l'organisme. L'air doit passer par son canal naturel, le nez; on n'emploiera la bouche comme conduit auxiliaire que si la chose est absolument nécessaire. Lamperti avait l'habitude de dire que, dans le chant, on doit prendre et retenir son souffle comme dans la natation; il n'est pas douteux que ceux qui excellent dans ces deux arts respirent de la même manière.

Les vieux maîtres italiens déclaraient que, dans l'inspiration, la paroi abdominale antérieure doit être légèrement déprimée[2], il y a plus de 150 ans que cette méthode était mise en pratique; mais en 1855 Mandl la combattit en se fondant sur des données anatomiques; il démontra que la descente du diaphragme est facilitée

1. La capacité vitale est évaluée d'après la quantité maximum d'air qui peut être chassée des poumons par une expiration forcée, à la suite de la plus profonde des inspirations qu'on puisse faire. On la mesure avec le spiromètre; entre les mains de personnes étrangères à la science, il donne souvent des résultats trompeurs.

2. Les détails les plus minutieux sur la méthode employée par un des meilleurs des vieux maîtres italiens se trouvent dans les travaux de H. F. Mannstein.

lorsque la paroi abdominale est flasque et peut être projetée en avant pendant l'inspiration [1] ?

En Angleterre, les vues de Mandl furent défendues
par Mmes Brown et Benhke j'étais moi-même disposé à
les accepter. Je sentis, je l'avoue, une certaine anxiété
lorsque je vis Gottfried Weber, un des chercheurs les
plus intelligents qui aient étudié l'art du chant, déclarer que la méthode italienne est la meilleure de toutes,
bien qu'il soit impossible de dire pourquoi [2]. Dans les
premières éditions de ce travail, je m'efforçai de concilier
des doctrines opposées, mais une étude plus approfondie
du sujet m'a convaincu que les vieux maîtres avaient raison; il y a en effet bien assez d'espace dans l'intérieur de
la cavité abdominale pour que le diaphragme puisse descendre sans que la paroi antérieure du ventre soit repoussée en avant. J'espère publier d'ici peu le résultat de mes
expériences et de mes observations sur ce point, mais,
en attendant, je dois faire remarquer que, par la méthode
italienne, on peut régler complètement dès le début
l'acte de l'expiration, et éviter toute fatigue de la poitrine lorsque l'air s'échappe. En d'autres termes, on
obtient par ce système de plus grands effets avec une
moindre déperdition de force. La plupart des observateurs ont au contraire noté que, quand on fait de grands
efforts, les parois abdominales sont déprimées dans l'in-

1. *Gaz. médicale* 1855. Du même auteur : Hygiène de la voix
parlée ou chantée, 2e éd. Paris 1879, p. 19.
2. Cæcilia 1835. t. XVII, p. 260.

spiration. Le nageur au moment de plonger, le soldat lorsqu'il veut porter un grand coup, rétractent et fixent instinctivement les parois de l'abdomen.

La phrase bien connue de l'Écriture: ceignez vos reins, est peut-être une expression figurée qui fait allusion à ce procédé instinctif ou à l'usage fréquent en Orient de porter une ceinture. Cette partie du vêtement, augmente l'aplatissement des parois abdominales, et nous aide à diriger la sortie de l'air du poumon.

J'ai observé moi-même que la manière italienne de respirer est employée par les meilleurs chanteurs et que tous sont merveilleusement maîtres de leur souffle.

Le premier point de l'exercice du larynx consiste à assurer la production d'un ton pur en ajustant convenablement les cordes vocales. Chaque note doit être obtenue sans la moindre altération de diapason ou d'intensité, avec une fermeté et une égalité parfaites. La chose paraît simple, mais c'est la base de la discipline vocale comme la marche au pas est le premier des exercices pour les recrues. Quand on arrive à la perfection, il faut habituer longtemps l'élève à devenir maître de sa voix par la pratique de ce que les Italiens appellent la *mezza di voce;* c'est-à-dire en faisant donner une note à différents degrés d'intensité en commençant par le *pianissimo* en s'élevant ensuite jusqu'au *fortissimo* pour revenir de la même manière au point de départ, tout cela dans une seule respiration. C'est peut-être là le facteur essentiel de la production de la voix artistique. Les plus fameux maîtres italiens attachaient à cet exercice une importance extrême, et le faisaient constamment mettre en pratique à leurs élèves; ils considéraient sa pleine possession comme une des marques du chanteur accompli. Si, comme la chose arrive d'habitude, celui-ci emploie plus d'un registre, il faut faire sur chacun une étude spéciale, de manière à en connaître exactement les particularités. L'usage judicieux des registres est dans le chant de la plus grande importance. Certains ténors peuvent atteindre un diapason élevé avec l'anche longue (voix de poitrine), Tamberlik, Duprez,

Maas, et quelques autres ont pu obtenir le 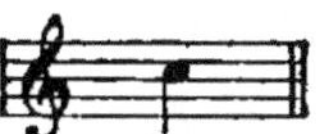

mais la plupart éprouvent une grande fatigue des muscles tenseurs des cordes vocales lorsqu'ils donnent de hautes notes avec la voix de poitrine; souvent les tentatives déterminent une congestion marquée de la trachée. D'un autre côté, certains chanteurs, en employant l'anche raccourcie (voix de fausset), peuvent obtenir des tons charmants sans préjudice pour la musculature délicate du larynx. Beaucoup de sopranos donnent de la même manière deux octaves et deux ou trois notes par le même procédé, sans qu'il leur paraisse nécessaire de diminuer la longueur de l'appareil en vibration, mais un grand nombre de *mezzo sopranos* ne peuvent atteindre leurs notes les plus élevées qu'avec la voix de tête, les contraltos emploient d'habitude ce mécanisme. C'est dans cette dernière voix seulement que, quand un raccourcissement particulier des cordes a lieu, on produit des tons d'une qualité particulière; on leur donne parfois le nom générique de registre moyen.

Les maîtres italiens prenaient toutes les peines possibles pour unir les registres, s'efforçant d'arriver à leur fusion, aplanissant en quelque sorte la surface totale du son jusqu'à ce que, dans sa complète étendue, la voix fût douce et uniforme et qu'il fût impossible de saisir les différences de timbre. Le secret de bien chanter est tout entier dans la manière dont on ménage les registres, rien ne montre mieux l'habileté du maître que les succès qu'il obtient sur ce point chez ses élèves. Il est bon que l'exercice de la voix soit surveillé par un médecin. Sans doute il ne pourra dans aucun cas indiquer au maître ce qu'il doit faire, mais il lui montrera souvent ce qu'il ne doit pas faire. Je réclame pour la science le droit de véto à l'égard des méthodes nuisibles au point de vue physique. Si, en essayant de développer la voix, nous forçons un registre, c'est-à-dire si nous voulons l'étendre au delà de ses limites naturelles, nous causerons selon toute probabilité un préjudice sérieux à l'appareil vocal, la même chose arrive lorsque nous forçons un autre partie du corps. J'insiste sur la nécessité de compter avec la voix d'après le tempérament de chacun, pour éviter un pareil inconvénient. Quand un maître prend ses propres idées sur les registres comme les lois dernières de la nature et veut absolument que chaque larynx s'y adapte, il ne saurait manquer de produire beaucoup de désordres. Ce maître aura peut-être de brillants succès, mais la somme de ses revers présentera certainement une sérieuse importance. Bien qu'un médecin ne puisse pas décider de quelle manière il faut produire, ou comment on peut obtenir un tel effet de voix, il peut à coup sûr voir si les cordes vocales sont forcées ou endommagées. On peut distinguer à l'aide du laryngoscope la congestion excessive produite lorsqu'on pousse un registre au delà d'un certain point, et le retour presque instantané à l'état normal lorsqu'on le change. Des autorités compétentes affirment que l'exemple de Duprez, le chanteur français si fameux par ses hautes notes de poitrine, a été pernicieux pour d'autres ténors qui ont voulu l'imiter lorsque la nature leur en avait refusé le pouvoir. Leurs voix ont eu le destin de la grenouille de la fable qui voulut se rendre aussi grosse que le bœuf. L'exercice doit toujours être commencé par les notes moyennes ; jusqu'à ce qu'on ait pu accomplir avec elles la *mezza di voce*, on ne fera aucun effort pour augmenter l'étendue. La plupart des maîtres exercent la voix de haut en bas ; en tenant compte uniquement du sens commun ; on est porté à croire qu'on peut le développer aussi bien de bas en haut que de haut en bas. L'espèce de rugissement que Garcia appelle le registre de *Strohbass* produit au début de violents accès de toux et, si on poursuit, la perte définitive de la voix.

Du reste on ne l'entend guère d'une façon continue que dans les Églises russes et la division des carnivores des jardins zoologiques [1].

1. Depuis la première édition de ce livre, une intéressante troupe de chanteurs russes nous a fourni l'occasion d'entendre à Londres le *Strohbass*. Un critique du Musical World m'a pris à partie parce

En même temps que la *mezza di voce*, l'élève pratiquera le *portamento*, c'est-à-dire le passage d'une note à une autre, sans saccades dans l'intervalle. Le *portamento* est en réalité une chaîne ininterrompue avec tous les tons qu'elle nécessite. La *mezza di voce* forme la base du chant artistique, le portamento en est le principal ornement, la base physique de l'expression [1].

L'élève doit posséder à fond les rudiments avant d'étudier en détail les simples ornements. Les trilles, les appogiatures, les cadences, sont nécessaires. Ce sont elles qui

que j'avais comparé les notes extrêmement basses de ces musiciens aux bruits confus de la division des carnivores de notre ménagerie. Je puis l'assurer que par cette comparaison, je n'avais nullement l'intention de déprécier les chanteurs du rite slavon. Il y a, dans le rugissement des fauves puissants une majesté qui fait une impression extrême, et présente, pour mes oreilles au moins, quelque chose de musical. Ce que j'ai voulu dire, c'est que pour la voix humaine, la production de ces tons n'est pas naturelle, et qu'elle doit finir à la longue par la détruire. Le *Strohbass* est un tour de force et c'est probablement pour cela que certains auditeurs l'admirent tant.

> Si le difficile est le beau,
> C'est un grand homme que Rameau :
> Mais si le beau, par aventure,
> N'était que la simple nature,
> Quel petit homme que Rameau !

1. Bien qu'il faille pratiquer constamment le *portamento* pour l'éducation de la voix, on en usera avec sobriété dans le chant. Quand on l'emploie d'habitude sans discrétion, il produit une fluctuation de son fatigante et qui devient désagréable à la longue. Les vocalistes anglais appellent ce défaut « scooping ».

représentent la chair vive recouvrant le squelette du chant, et colorent sa forme toute sèche. Cette gymnastique du larynx est la seule capable de donner à la voix la puissance, la flexibilité et le brillant dont elle est capable. Au point de vue hygiénique, je n'ai rien à dire sur ce sujet; il intéresse exclusivement le maître de chant.

L'éducation des appareils à résonnance ne doit pas être négligée, parce qu'un mauvais emploi de l'un ou l'autre des parties qui concourent à la production de la voix est capable d'en diminuer les effets, même lorsqu'elle est belle. Pour l'épiglotte, il y a peu de chose à dire, parce qu'on ne connaît guère le rôle qu'elle joue; ses mouvements, sauf dans des cas exceptionnels, échappent à l'influence de la volonté. Les cavités du pharynx et de la bouche modifient peu, dans le ton, le son qui les traverse, elles le modifient beaucoup dans la qualité. Il faut bien s'en servir, c'est un point capital. Comme nous l'avons dit, chaque voyelle a son diapason; d'un autre côté, la cavité bucco-pharyngée est un résonnateur, dont le diapason varie, suivant ses changements de forme et de dimension. Il y a par conséquent une position des lèvres, de la bouche, de la langue, du palais et du pharynx qui convient mieux à la production d'une voyelle donnée, et, malgré l'intervention des consonnes, il n'est pas possible d'adapter le résonnateur à chaque cas avec une exactitude idéale. Il ne faut cependant pas perdre de vue la pureté schématique, on devra toujours au contraire s'en rapprocher autant que possible.

En se servant à propos des parties indiquées, le volume du son et la pureté du ton y gagneront, mais la véritable qualité de la voix, c'est-à-dire son timbre, ne sera guère amélioré. On a des exemples de chanteurs qui parlent avec rudesse et sont désagréables à entendre ; leur voix devient douce et charmante dans l'exercice de leur art. Il faut donner devant une glace chaque son de voyelle, apporter beaucoup d'attention à la forme de la bouche et à la distance des lèvres. Je n'entrerai dans aucun détail sur les différentes voyelles, c'est l'affaire des professeurs. Aucune peine n'est superflue pour que l'élève se perfectionne sur ce point constituant une des conditions fondamentales de la prononciation artistique, et que les artistes négligent trop. Sans lui, pourtant, le chant perd un de ses plus grands charmes ; la voix articulée de l'homme devient semblable à l'airain sonnant ou à la cymbale retentissante et n'a pas plus d'expression qu'eux. Pour une personne de goût, une simple ballade chantée avec sentiment et clarté, est préférable à la plus belle musique rendue par une voix qui massacre les notes et mutile les mots ; les chanteurs anglais sont peut-être ceux chez lesquels ce défaut est le plus marqué. Ce n'est pas toujours leur faute ou celle de leurs maîtres. Notre langue est peu favorable au chant, à cause de la prédominance des voyelles fermées ou consonnantes. La plupart des musiciens attachent peu d'importance aux paroles : pour eux, une prononciation correcte ne vaut pas les efforts qu'on pourrait faire pour l'acquérir. La puérile absurdité de la plupart des livrets d'opéra en est peut-être une des raisons; un artiste philanthrope peut parfaitement supposer que ce qu'il peut faire de mieux pour de pareilles billevesées, c'est de les rendre inintelligibles. Il faut faire une exception en faveur des écrits de Wagner et Hueffer, qui possèdent un cachet original de poésie, mais malheureusement ces travaux sortent tout à fait de la règle générale. Si la musique était adaptée à une poésie sublime, l'art du chanteur si consommé qu'il fût, ne pourrait pas faire pardonner les imperfections de l'expression. On s'étonne quelquefois que les poètes soient presque toujours indifférents à la musique. Gœthe, dit-on, détestait d'entendre chanter ses vers [1] ; c'est qu'il regardait la musique comme une ennemie ; avec elle, les mots qui respirent et les pensées ardentes deviennent des sons et des bruits vides de sens.

Les défauts dans la prononciation dépendent pourtant bien plus souvent du compositeur que du chanteur; par suite de l'ignorance du vrai diapason des voyelles, il associe des syllabes et des notes qui ne devraient pas l'être pour la production correcte du son. Le chanteur placé dans l'alternative de sacrifier la pureté du ton musical ou la correction de la voyelle préférera toujours sauvegarder la première. Le seul remède pour cette difficulté, ce serait que la musique fût écrite par un compositeur au courant de toutes les particularités de la langue dans laquelle on doit la chanter.

1. Il ne pouvait probablement pas apprécier la belle musique que Schubert a écrite sur quelques-uns de ses chants.

J'ajoute que les compositeurs devraient savoir eux-mêmes ce dont l'organe de la voix est capable, notion qui leur paraît indispensable lorsqu'il s'agit d'autres instruments. On tient trop peu de compte des limites de la voix humaine; on écrit une musique d'une beauté céleste, mais les choristes angéliques qui entourent le trône du Très Haut pourraient seuls la chanter sans se faire mal. Des compositeurs éminents, Handel et Rossini ont seuls tenu compte de la délicatesse du larynx humain. Ces deux hommes pourtant si éloignés l'un de l'autre sont d'accord sur ce point.

Avant de composer un opéra, Rossini étudiait soigneusement la capacité vocale de la compagnie qui devait le chanter [1]. Handel pourtant ne semble pas avoir compris qu'un organe ne peut fonctionner en tout temps ou en toute saison comme un appareil mécanique. M. Haweis nous a raconté qu'un jour il se précipita dans la maison d'un de ses artistes et secouant sa musique devant le pauvre diable qui tremblait comme une feuille : « Allons donc, espèce de chien, s'écria-t-il en fureur, est-ce que je ne sais pas mieux que vous ce que vous pouvez chanter ? Si vous ne voulez pas répéter les chants que je vous donne, vous n'aurez pas un liard de moi. » Une autre fois, une prima donna doutait de sa capacité, l'irascible compositeur la secoua comme un rat, et la menaça de la jeter par la fenêtre [2].

1. Sarah Tytler. Musical compositers and their works. London, 1883, p. 268.
2. Music and morals, 3e édition. Londres, 1843, p. 171.

Beethoven [1] dans ses chœurs traite la voix humaine comme une machine capable de chanter sans fatigue pendant un laps de temps indéfini [2].

1. Voy. N. d'Anvers, History of art. London, 1874.

2. C'est une erreur de supposer que le style de Wagner est plus dangereux que d'autres pour la voix. Sans doute, les parties capitales des opéras de Wagner, en particulier de *Rienzi* et de la *Götterverdämmerung* sont fatigants pour la voix, mais la chose est aussi vraie pour le *Prophète* et les *Huguenots* de Meyerbeer, pour le *Trovatore* de Verdi, et plusieurs autres grands opéras des temps modernes ; dire que la méthode de Wagner de traiter la voix comme une simple partie d'un ensemble, ou que l'emphase déclamatoire qu'il exige la détruisent, me semble un non-sens absolu. Il est vrai pourtant que Wagner comprend certaines voix mieux que d'autres. Ainsi, tandis que toute sa musique pour soprano ou ténor est éminemment vocale, d'un autre côté, ses partitions pour contralto et mezzo soprano dépassent quelquefois les limites de la puissance vocale. Un rôle comme celui d'Ortrude de *Lohengrin*, ne peut être chanté convenablement par aucun artiste que j'ai entendu ou dont j'aie entendu parler. C'est une autre sottise de dire que Wagner noie les voix dans l'orchestre. L'erreur vient de ce que la plupart des chefs d'orchestre font jouer avec beaucoup plus de force que Wagner ne l'entendait. Son intention est suffisamment claire, quand on examine la structure de son théâtre à Bayreuth. Il est construit d'après les règles du théâtre antique ; les sièges s'élèvent en forme d'amphithéâtre, comme dans le Koilos ; l'orchestre est séparé de la salle par une muraille solide, et à plusieurs pieds au-dessous du siège des spectateurs. Les instruments de cuivre de l'orchestre placés au-dessous du théâtre produisent, si l'on peut s'exprimer de la sorte, un effet trop doux. Les effets désagréables qu'on note souvent ailleurs quand on joue la musique de Wagner, ne sont jamais produits dans son propre théâtre ; lorsque

Il faut savoir diriger le voile du palais, la langue, la luette, celle-ci doit toujours être élevée, de manière à ne pas se trouver sur le trajet du son laryngé dans les hautes notes surtout dans les notes de fausset, la position est de première importance (voir la gravure du frontispice). Une personne d'une grande autorité en ces matières, Mme Lind Goldschmidt, considère que la pureté du ton dépend en grande partie de l'exercice de la luette. Cette dame, merveilleusement douée, et qui joint à un grand talent une profonde connaissance didactique de son art, apporte beaucoup d'attention à la gymnastique de la luette dès le début de l'instruction de ses élèves. Il n'est pas douteux qu'elle ait raison ; ce petit organe peut, lorsqu'il est dans une position défectueuse, faire perdre ses qualités à une belle voix. De plus, agissant comme une valve relativement à l'orifice nasal, il exerce une fonction de la plus grande importance. Les tons gutturaux sont souvent dus à ce que le dos de la langue reste à un niveau trop élevé dans la bouche.

la voix vient d'au-dessus de l'orchestre, chaque note, chaque mot est distinctement entendu. Certains chanteurs ont fait à Wagner d'amers reproches à propos de l'histoire de Schnorr de Carolsfeld qui serait mort d'avoir chanté un des rôles de Tristram und Isold ; le pauvre homme mourut de la fièvre typhoïde. Comme preuve que la musique de Wagner ne nuit pas à la voix, je ferai observer que Niemann qui chanta le Tannhauser à Paris, en 1861, fait toujours les délices des Américains. Vogl chante depuis longtemps, et sa voix est toujours agréable ; les efforts qu'a dû faire Mlle Matten ont laissé à sa voix toute la force et toute la pureté qu'elle avait dans ses premiers rôles.

Il faut éviter soigneusement cette faute, faire attention à ce que la cavité buccale prenne la forme requise pour chaque note sans contorsion de la face. Il faut, de la part des maîtres, un système spécial de manœuvres, un système intelligemment appliqué pour tous ces mouvements ; avec des différences de détail répondant aux variantes de conformation physique, ou à d'autres particularités individuelles, il arrive souvent qu'on ne fait rien de tout cela. Quand les sujets sont bien habitués à contrôler isolément les mouvements de chaque partie, il faut leur apprendre à les faire fonctionner de concert. Régler la force du courant d'air frappant les cordes vocales, placer celle-ci dans une position telle que tout l'effet voulu soit produit, diriger la colonne vibrante qui sort du larynx, voilà encore trois conditions indispensables du chant artistique. Les mouvements doivent être parfaitement coordonnés [1], c'est-

---

1. Les physiologistes appellent coordination l'action du principe régulateur qui se trouve dans le cerveau, et établit l'harmonie du travail des différentes parties du corps. Le parallélisme des axes oculaires, la marche, dans laquelle les muscles du tronc maintiennent le corps en équilibre tandis que les jambes le portent en avant, et que les yeux le guident, sont des exemples de mouvements coordonnés. Dans le cas de maladies ou de lésions du cerveau, le pouvoir régulateur est souvent détruit ou suspendu et des mouvements désordonnés en résultent. On peut facilement voir qu'un malade atteint d'ataxie locomotrice ne pourra placer son pied au point que ses yeux lui indiquent. Dans la danse de Saint-Guy, les muscles ou tout au moins ceux d'une partie du corps perdent le pouvoir de coordonner leurs mouvements pour atteindre un but déterminé.

à-dire de ne faire virtuellement qu'un acte, par des exercices appropriés, on tâchera qu'il soit autant que possible automatique.

On veillera à ce que ce souffle ne soit pas gaspillé, ou dépensé sans utilité. Il faut en donner juste ce qui est nécessaire pour l'effet qu'on veut produire. Un courant trop fort élève le diapason, et ce résultat ne peut être obtenu que par une extension exagérée des cordes vocales exigeant un effort inutile. En outre, une certaine quantité passe trop vite à travers la fente glottique pour contribuer à faire vibrer ses cordes ; ou elle les fait vibrer isolément. Dans les deux cas, une partie du pouvoir moteur est perdue et par contre-coup le brillant et la plénitude du ton. Le coup de glotte, c'est-à-dire la correspondance exacte entre l'arrivée de l'air dans le larynx, et la disposition des cordes appropriées pour le recevoir, ne saurait être trop recommandé. Ni les livres, ni les dissections ne peu-

La diplopie, la gaieté désordonnée et le langage indistinct d'un homme ivre sont des exemples de perte temporaire du pouvoir de coordination. Une sensation curieuse dans laquelle il nous semble être dans le même état qu'auparavant et due à la perte de coordination des deux moitiés du cerveau, un hémisphère reste momentanément en arrière de l'autre et produit l'état de conscience antérieure, au lieu de le compléter dans un chœur, il se produirait le plus admirable des désordres, si chaque artiste chantait ou jouait sur sa propre clef et à sa guise, sans s'occuper des autres. C'est encore là un exemple du manque de coordination, exemple intelli. gible pour tout le monde.

vent l'apprendre, le seul guide est le sens musculaire[1] aidé et dirigé par un instituteur intelligent.

Mme Seiler réprouve le système d'exercer la voix à son maximum d'intensité, les poumons remplis d'air, de telle sorte qu'un courant formidable arrive à la glotte. Elle affirme, au contraire, qu'en chantant piano à une légère pression respiratoire, et en ayant en vue, moins la puissance que la pureté et la douceur, on devient plus vite maître de ses organes, en même temps on court moins de risques physiques[2]. La physiologie nous apprend que, pour acquérir toute leur puissance, les muscles ne doivent être régulièrement exercés que peu de temps dans l'état de tension complète. D'après la tradition, c'est la méthode invariable des maîtres italiens, de telle sorte que si la science n'a pas eu le mérite de la découverte elle a eu au moins celui d'expliquer un art déjà connu. La respiration devait être assez bien réglée pendant l'émission du ton pour que la flamme d'une bougie placée à quelques pouces de la bouche de l'artiste ne présentât pas la moindre oscillation lorsqu'il chante. La manière dont on règle la respiration peut montrer si on se sert bien ou mal de sa voix. Il y a un point sur lequel a fortement insisté Garcia[3], s'il ne l'a pas proposé.

1. C'est par lui que nous avons conscience des mouvements et de la position de nos membres. Il diffère du sens du toucher qui siège dans la peau.

2. The voice in singing. New edition. Philadelphia, 1881, p. 113 et s.

3. Traité complet de l'art du chant, 1878, p. 13. — L'idée est de

Il faut accorder son attention au passage de la colonne du son à travers la bouche, elle doit être projetée contre le plancher de la cavité, en avant de la partie supérieure des incisives du haut puisqu'elle se réfléchit régulièrement vers l'extérieur. En disant cela je ne veux pas me poser en émule de ces maîtres qui disent gravement à leurs élèves de donner leur voix comme si elle sortait d'une seringue placée derrière la tête, à la racine du nez, ou même dans l'abdomen. Les chanteurs ont parfaitement conscience qu'ils peuvent diriger la colonne d'air, et cette faculté devient plus prononcée encore par la pratique. Quand l'art de respirer a été convenablement acquis, il doit devenir automatique. J'ai vu beaucoup d'amateurs qui, par suite d'efforts trop consciencieux pour appliquer le précepte de leurs maîtres en respirant, ont fini par perdre de vue l'objet même du chant ; au lieu de l'expression musicale des émotions de l'âme, ils n'arrivent plus qu'à l'hésitation nerveuse ou à une monotonie mécanique.

L'action d'aucun muscle n'est capable d'aider à la production de la voix. Les contorsions de la face, du cou, le gonflement des veines du cou, qu'on distingue parfois pendant le chant, sont le résultat d'une mauvaise habitude, ou prouvent que les forces sont dépassées. La perfection se reconnaît à l'aisance, à la grâce, à l'absence d'efforts inutiles. Le joueur de billard inexpérimenté serre convulsivement la queue, comme s'il craignait qu'elle lui échappât,

beaucoup antérieure et se trouvait certainement dans les précédentes éditions.

le violoniste débutant presse son archet sur les cordes comme une brosse à faire reluire les souliers. Une sensation de tension dans la gorge montre presque infailliblement que le chant n'est pas artistique. On l'éprouve surtout lorsqu'on emploie un registre pour lequel la voix n'est pas faite. Cette sensation est probablement due à une contraction tonique légère des muscles de la paroi postérieure du pharynx : elle peut être produite lorsqu'il y a un vice dans l'émission de la voix même dans son étendue normale ; elle fait perdre au ton sa pureté et même altère jusqu'à un certain point le diapason en modifiant la forme du résonnateur. Une pratique constante des notes moyennes en chantant piano, un renforcement de la voix par degrés, l'arrêt immédiat lorsque la tension commence à se faire sentir, telles sont les meilleures manières de vaincre ce défaut.

On ne saurait trop insister sur lui, aussi bien au point de vue hygiénique qu'au point de vue esthétique ; jamais cet exercice de la voix ne peut être trop étendu et trop persévérant. Le grand secret de la méthode italienne dont on parle tant, c'était une combinaison de bon sens de la part du maître avec une inépuisable patience de l'élève. Dans cet heureux temps, les voix n'étaient pas simplement faites comme les rasoirs de Peter Pindar, pour être vendues, mais pour qu'on s'en servît.

On sait parfaitement que Porpora, le maître de Caffarelli, lui fit répéter pendant 6 ans [1] des exercices qui tenaient

1. George Sand dans *Consuelo* (bien que ce soit un roman, il est

dans une feuille de papier à musique. Quand, au bout de ce temps il demanda timidement qu'on lui fît essayer un air, son professeur lui répondit : « Mon fils, tu es le premier musicien du monde. » (Figlio mio tu sei il primo musico del mondo)[1]. Rubini dut faire un apprentissage de 7 ans avant qu'on lui permît de chanter en public. Le défaut des bonnes voix dont on se plaint de nos jours est attribué à toutes sortes de causes. Je crois que la principale, sinon la seule, tient aux impatiences fiévreuses de la vie moderne qui rend plus désirable un succès immédiat même éphémère que des résultats durables. Le même fait est à noter dans toutes les autres branches de l'activité humaine. Des théories toutes neuves basées sur un petit nombre de faits mal observés sont données comme des découvertes scientifiques. Pour la plupart des gens, toute la littérature est représentée par des articles de journaux griffonnés à la hâte et oubliés plus vite encore, et non pas par des

fondé sur de grandes recherches littéraires et historiques en beaucoup de points), porte cette période à 8 ans. Elle assure qu'à ce moment partout, sauf en France, le grand chanteur n'était encore que Caffarriello.

1. Il y a beaucoup de controverses relativement à la manière dont il faut interpréter l'anecdote. Porpora voulait-il renfermer dans un petit espace tout le secret de son enseignement, voulait-il simplement se moquer de la présomption de son élève. Sûrement, tout ce qu'un maître de chant peut apprendre, c'est la technique de l'art, on peut en exprimer la plus grande partie dans des symboles renfermés dans un petit espace, mais qui auront une très grande importance lorsqu'il seront interprétés par un homme de génie.

œuvres sérieuses et mûries. Dans un temps où la fabrication d'un tissu conduit à la renommée et à la fortune, où d'habiles professeurs, se chargent de transformer en six semaines un imberbe adolescent en un homme plein d'expérience, à lui donner en douze leçons une mémoire comme celle d'Hortensius, il n'y a pas lieu de s'étonner qu'un exercice de quelques mois paraisse suffisant pour former la voix. C'est pour cela que la carrière de beaucoup de chanteurs est hasardeuse, que leur succès est douteux, leur déclin rapide. Les mêmes causes auraient conduit aux mêmes résultats du temps des maîtres italiens. Est-ce que Tosi ne parle pas d'un ton prophétique du naufrage de celui qui bravera avec une confiance trop présomptueuse l'océan de la carrière d'artiste, si souvent agité par les tempêtes? Je propose comme *Credo* aux débutants les mots fameux de Gœthe : sans hâte, mais sans relâche (ohne Hast aber ohne Rast). Plus leur période d'exercice est longue, plus leur carrière le sera. En sens inverse, il est certain qu'un déclin rapide sera la conséquence d'une préparation imparfaite.

Il nous reste à toucher un ou deux points : Mme Seiler veut que l'éducation des femmes soit faite par des femmes celle des hommes par des hommes, elle insiste même

1. Rossini l'attribue à l'extinction des chanteurs connus sous le nom de soprani, Mme Seiler croit que le diapason s'est élevé depuis cent ans ; Behnke au dédain qu'ont les compositeurs pour la puissance de la voix humaine ; beaucoup d'autres, à une dégénérescence de la voix humaine.

beaucoup là dessus. Comme l'art ne va pas sans une certaine quantité d'imitation, il y a du vrai dans cette opinion, Wieck la partage. Tout cela peut sembler puéril à ceux qui n'enseignent qu'à la lumière du laryngoscope et qui, comme le maître d'armes de la comédie, s'occupent plutôt de la méthode que du résultat ; mais si le professeur donne sa propre voix pour exemple, une femme instruite par un homme chantera comme un homme, c'est-à-dire en voix de poitrine ; les dames, dont les maîtres d'écriture ont été des hommes, écrivent comme eux.

§ III

EXERCICE DE LA VOIX CHEZ LES ENFANTS

Pour que l'instruction soit réellement profitable, artistiquement parlant, elle doit être basée sur une étude soigneuse des qualités de chaque voix. L'exercice en masse, c'est comme la médecine que, pour son malheur, Mme Squeers distribua avec tant d'impartialité à ses clients ; certaines voix dépasseront leur étendue naturelle. Il existe une tendance constante dans toutes les foules, surtout dans les foules anglaises ; chacun veut crier plus haut que son voisin, et l'on aboutit à de véritables hurlements, c'est une lutte dans laquelle la victoire demeure comme toujours, aux plus forts. La même chose arrive dans les chœurs des cathédrales, où des ébauches d'exercice sont essayées et où les maîtres sont jusqu'à un certain point musiciens ; les choristes deviennent rarement de bons artistes ; qu'un individu entre jeune dans un chœur, c'est une présomption défavorable pour son avenir de chanteur. « Peut-il sortir quelque chose de bon de Nazareth ? » Telle est la première pensée de celui qui est au courant du sujet. Parmi les individus exercés depuis 50 ans dans les maîtrises des cathédrales, deux ou trois seulement ont laissé un nom : Sims Reeves, Edward Lloyd, Joseph Maas[1] ; ce sont de brillantes exceptions.

Si l'exercice du chant d'église est si mauvais pour les artistes, on doit attendre des résultats analogues d'autres institutions qui n'ont même pas les avantages des premières. L'enseignement du chant dans les écoles primaires ou secondaires, qu'on emploie le système de notation ordinaire ou un autre, cet exercice utile pour apprendre les éléments de la musique est absolument insuffisant pour une culture vocale d'un ordre plus élevé d'autant mieux que la plupart des maîtres n'ont ni habileté, ni connaissances spéciales.

Les opinions sur l'âge auquel doit commencer l'exercice systématique de la voix sont très variables ; la plupart croient pourtant que, chez les jeunes filles au moins, il n'est pas bon de commencer avant l'époque de la puberté. Beaucoup de maîtres refusent les élèves avant qu'ils aient atteint cette période de la vie. Les raisons qu'on donne, c'est qu'en commençant plus tôt l'entraînement de la voix

1. De ces trois ténors, deux seulement survivent, le plus jeune, le pauvre Maas, le Marcellus des chanteurs anglais a été enlevé dans la fleur de sa jeunesse lorsque la première édition de ce livre était sous presse.

on lui ferait probablement tort en l'assujettissant à des efforts, en même temps que la fatigue exercerait sur l'organisme une fâcheuse influence. Afin de bien poser la question
fixons d'abord ce que nous devons exactement entendre
par le mot exercice ou entraînement. Soumettre un
jeune homme aux manœuvres vocales athlétiques qu'on
exige rigoureusement des adultes, ce serait une chose
aussi ridicule que d'exiger de lui qu'il voulût se défendre
dans une partie de boules contre un joueur très habile,
ou prendre part aux joûtes de canots d'une Université. En
revanche je ne vois aucune impossibilité à ce qu'on habi-
tue des enfants de 5, 6 ans ou même plus jeunes à une
certaine discipline vocale. Naturellement il ne faut jamais
perdre de vue le *quid valeant humeri* et le *quid ferre recu-
sent*. On fera chanter un petit nombre d'airs, répondant à
des voix d'une étendue très limitée de manière à établir la
conscience de la voix, c'est-à-dire de la relation existant
entre l'oreille et les muscles du larynx. On y arrive aisément en corrigeant toutes les notes entachées de fausseté.
On a plus de chance de corriger un chant guttural ou
nasal quand une longue habitude a été prise. On peut
remédier aussi plus aisément dans l'enfance que plus tard
aux altérations du timbre de la voix. Les organes sont
plus souples et plus dociles à cet âge que plus tard et si,
quand on pense qu'il est nécessaire de commencer dès l'enfance les exercices du piano et du violon, il ne paraît pas
moins utile de commencer avec des muscles destinés à faire
fonctionner un instrument plus délicat et d'un usage

beaucoup plus difficile, le larynx humain. La grande
faculté d'imitation que possèdent les enfants con-
stituera un avantage considérable lorsqu'on voudra leur
apprendre à parler ou à chanter. Je suis très heureux
d'être d'accord sur ce point avec une maîtresse aussi
remarquable que Mme Seiler ; c'est également l'opinion
de M. Bach, d'Edimbourg ; de M. Charles Lunn, de Birmingham ; ajoutons que quelques-uns des meilleurs chanteurs vivants ont été exercés à une période très précoce
de la vie. Inutile de citer les noms d'Alboni, de Jenny Lind,
d'Adelina Patti, etc.; la voix de Mme Patey, unique en son
genre, celle de Mlle Hope-Glenn, n'ont été nullement endommagées par le fait de l'instruction régulière qu'elles ont
reçue dès l'enfance; Catalani et Christine Nillson chantè-
rent presque dès le berceau [1]. Qui pourrait dire combien
l'art a perdu de Grisi et de Mario, par suite du défaut d'instruction des premières années ?

Loin de nuire à la santé générale, l'enseignement du
chant dans la première jeunesse, est au contraire avantageux, surtout dans le cas de délicatesse particulière des

1. Tous les artistes dont j'ai parlé ont des voix remarquable-
ment fortes et durables ; aucune d'elles ne présente les caractères
d'une caducité prématurée. Mme Lind quitta l'opéra, il est vrai, à
l'âge de 28 ans, mais uniquement parce que sa santé générale lais-
sait à désirer. Les céphalalgies graves dont cette dame souffrit
presque toute sa vie étaient beaucoup augmentés lorsqu'elle chantait sur la scène. Elle continua de chanter dans les concerts et sa
voix garda son timbre et son étendue pendant plus de vingt ans
après qu'elle eut quitté le théâtre.

poumons, Un exercice bien compris de ces organes produit la dilatation du thorax, fortifie les muscles de la respiration rend les poumons plus solides et plus élastiques. La rareté des maladies du poumon parmi les chanteurs est une chose bien connue. Naturellement les exercices vocaux seront strictemement modérés en quantité et en qualité ; les leçons seront courtes et on ne sortira pas de dix à douze notes qui forment l'étendue moyenne de la voix d'enfant. On évitera avec grand soin l'effort et la fatigue. En somme, je ne doute pas que l'exercice de la voix dans l'enfance, au lieu d'être nuisible soit utile s'il est bien conduit.

Reste à savoir s'il faut le continuer durant la puberté ; c'est-à-dire au moment de la mue de la voix. La doctrine généralement admise pendant longtemps, c'est qu'on devait cesser les exercices systématiques, et même défendre le chant. Les expressions populaires de voix luxée, voix cassée, indiquent simplement que le changement est plus ou moins brusque et plus ou moins violent.

On engage les garçons à bien prendre garde de perdre leur voix, et pour cela à ne pas chanter pendant des semaines ou des mois. Pourtant sauf dans un petit nombre de cas la voix n'est pas nécessairement dure et désagréable à ce moment. J'ai des notes sur plus de 500 garçons de 14 à 18 ans, et j'ai trouvé que chez 17 0\|0 seulement la voix était cassée à ce moment. La notion courante est probablement basée sur ce fait, que cette condition lorsqu'elle existe attire l'attention tandis qu'on ne songe pas à noter son absence. Lorsque la voix est enrouée, cela tient probablement autant aux cris, aux chants fantastiques autrement dit à l'abus si cher aux enfants de cet âge, qu'au processus physiologique. Il y a quelques années, j'ai montré que dans tous les cas de voix brisée, les cordes vocales paraissent congestionnées au laryngoscope [1]. Elles sont un peu rouges même quand il n'y a pas de raucité particulière. Le changement peut arriver avec une rapidité extaordinaire comme dans le cas de Lablache, qui dans l'espace du même jour passa de l'alto à la basse profonde; mais en général il faut des années pour qu'il se complète. Il commence en général à 14 ans, continue jusqu'à 18 ou un peu plus tard; la croissance n'est pas finie et la voix se modifie encore mais d'une façon moins perceptible elle n'atteint à proprement parler son complet développement que vers 28 à 30 ans. Cette longue période se rencontre surtout dans le sexe masculin, et chez les ténors.

Quand on prend un *soin suffisant*, il n'y a aucune espèce de raison pour qu'on ne se serve pas de la voix durant la transition. Si un garçon s'enroue, est incertain lorsqu'il arrive à une ou deux notes élevées, il ne faut pas lui permettre de les essayer. On l'obligera à s'en tenir pendant longtemps aux notes moyennes, à éviter les efforts qu'exigent les parties les plus élevées de l'échelle, de manière à donner aux organes le temps de s'habituer aux notes graves que la voix vient d'acquérir. Généralement

1. Reynolds' System of medicine vol. III, p. 430, London 1871.

l'adolescent en gagne une à mesure qu'il perd une note élevée ; il faut l'exercer avec beaucoup de soin et de régularité pour ces notes. J'ai rencontré beaucoup de voix d'hommes exceptionnellement belles qui avaient été travaillées pendant toute la mue ; elles ont duré très longtemps, n'ont présenté aucun signe de caducité même à l'époque climatérique. J'en donnerai pour exemple M. Charles Lunn le professeur bien connu de Birmingham. « Ma voix, dit-il, dit en parlant de lui-même n'a jamais été cassée, je n'ai jamais cessé de chanter, et je la possède encore tout entière aujourd'hui. » (*The Voice* septembre, 1886, p. 144). Tous ceux qui ont eu l'occasion de l'entendre savent combien il possède à la fois de puissance et de douceur.

La raison pour laquelle on interdit le chant à l'époque où la voix se casse, c'est que l'exercice peut nuire à des organes en train de subir des changements considérables et les entraver dans leur développement. Un usage prolongé ou trop violent produira ce résultat, mais la raison et l'analogie ne permettent pas de supposer qu'un exercice modéré puisse avoir cette conséquence. Le développement des os longs des membres est le résultat d'un processus comparable à celui qui s'effectue dans le larynx ; il est admis qu'un usage exagéré des membres pendant la première période de la vie peut leur causer un sérieux dommage ; doit-on pour cela garder le repos jusqu'à la fin de l'adolescence ? Si l'en était ainsi, au lieu d'encourager les enfants à développer leurs forces en courant, en sautant, en jouant aux barres, au cricket on devrait condamner leur tendance aux exercices musculaires, garder leurs membres dans le repos absolu, leur permettre simplement les promenades dans une chaise roulante. Un tel procédé produirait à coup sûr plus de mal que de bien ; on peut facilement conclure de là que dans des circonstances analogues on obtiendrait un résultat également funeste en interrompant l'exercice de la voix. Sauf dans les cas où elle est rauque, où l'enrouement est extrême, sauf au temps de la mue, je conseille de continuer les exercices vocaux, en prenant toutes les précautions possibles contre le surmenage, et en exerçant constamment une surveillance attentive.

CHAPITRE V

SOINS A DONNER A LA VOIX LORSQU'ELLE EST FORMÉE.

Nécessité d'une pratique constante. — Éviter les efforts. — Inconvénients du *staccato* et du *tremolo*. Il ne faut jamais se servir de
la voix quand elle est entravée.

Même après sa formation il faut donner beaucoup de
soins à la voix si on veut la conserver. Il n'y a pas de règle sans exception ; certains chanteurs merveilleusement
doués, ont gardé intacte leur puissance vocale bien qu'ils
fussent soumis aux conditions les plus favorables pour la
détruire. On ne doit jamais prendre pour modèle ces organisations privilégiées ; que le pot de terre de la fable serve
d'avertissement à tous ceux qui voudront guider leur pas
sur ceux des hommes de génie. Une pratique constante
est indispensable au chanteur ; son larynx doit être aussi

exercé que les doigts du violoniste pour qu'il garde sa souplesse et obéisse constamment à la volonté. Les exercices seront courts, mais fréquents; *nulla dies sine cantu*, telle doit être sa devise. Ces espèces de manœuvres sont surtout nécessaires lorsqu'on prépare un effort considérable. De grands artistes la veille du jour où ils doivent déployer une puissance vocale exceptionnelle, font des trilles fréquentes et à gorge déployée. En fredonnant (ce n'est pas autre chose que chanter à bouche fermée) on exerce les muscles du larynx, le chant à plein gosier, maintient toutes les parties souples et dociles à l'action de la volonté. Pourtant le chanteur se gardera de faire un exercice trop prolongé le jour où il doit paraître en public.

On n'abusera pas de la voix en l'obligeant d'aller au delà de son étendue naturelle, ou en la produisant avec une violence extrême; quand les cordes d'un violon sont trop tendues, elles cassent; on peut causer de graves préjudices aux organes vocaux en forçant la voix. La distention exagérée des cordes vocales peut leur faire perdre leur élasticité; parfois des fibres musculaires ou ligamenteuses sont rompues; la même chose arrive à des vaisseaux du larynx[1]. La paralysie est une des manières dont la nature se venge d'un exercice exagéré ou peu judicieux. Des ruptures de la trachée avec tuméfaction immédiate du cou ont

1. J'ai lu dans un journal de médecine la relation d'un accident de cette nature arrivé durant le chant. (*New York med. Record* mars 21, 1885, p. 317.

été notées chez des sergents instructeurs et des derviches hurleurs à la suite de cris répétés.

Certains modes de chant parfaitement légitimes si l'on se place au point de vue purement artistique éprouvent durement la voix ; c'est du *staccato* [1] et de *tremolo* que je veux parler. Qui pratique trop souvent le premier finit par détériorer à la longue la plus belle voix. Les saccades exigent une succession rapide d'adaptations de muscles délicats, adaptations brusquement interrompues et répétées ; l'épuisement finit toujours par les suivre. On peut les comparer à la lecture dans un train de chemin de fer ; les oculistes sont unanimes pour la condamner, parce qu'elle exige des efforts répétés des muscles de l'accomodation par suite de la fréquence des changements de la distance focale. Le tremolo est également nuisible ; il fait prendre une mauvaise habitude dans le chant.

La voix, comme les mains, peut trembler d'émotion ; l'art imite ce phénomène, mais à la longue cette agitation perpétuelle devient aussi désagréable que celle des doigts de l'ivrogne.

Un point également important pour la conservation de la voix c'est qu'il ne faut jamais chanter lorsque l'appareil vocal n'est pas tout à fait dans son état normal. Quelle qu'en soit la cause, le froid, une indigestion, la fati-

---

1. Dans quelques exemples le *staccato* semble un don naturel, il n'est pas alors nécessaire de s'exercer pour l'acquérir. Dans ce cas l'usage artistique de cette méthode n'a pas d'inconvénients.

gue, une sensation subjective impossible à définir, etc. le chanteur en tiendra compte dans tous les cas et se gardera lorsqu'elle existe de paraître en public, c'est en prenant cette précaution que la plupart des grands artistes de notre temps ont pu garder intact leur organe en sacrifiant un peu de leur popularité jusqu'à un âge où les ténors ont d'habitude cessé depuis longtemps de chanter. On ne se servira jamais de la voix dans des milieux dont la construction n'est pas satisfaisante au point de vue acoustique. Le chant en plein air rempli de poésie peut-être dans des climats plus favorisés que le nôtre, ne vaut absolument rien dans la brumeuse Angleterre. Le chanteur qui vit de sa voix évitera de l'user par des cris et des hurlements. Qu'elle ne s'élève jamais jusqu'aux tons discordants de la colère; par conséquent pas de querelles de ménage ! Enfin il est bon d'avertir les femmes à nature un peu impressionnable, que les pleurs qui durent longtemps nuisent autant à la voix qu'à la beauté.

CHAPITRE VI

HYGIÈNE SPÉCIALE DES CHANTEURS.

Influence de la santé générale sur la voix. — Alcool. — Condiments. — Nourriture. — Inconvénients du végétarisme. — Utilité du poisson. — Tabac. — Vêtement. — Respirateurs. — Col. — Corsets. — Vapeurs irritantes. — Exercice. — Importance du repos quand les organes de la voix sont fatigués. — Remèdes par la voix. — Lubréfiants. — Stimulants.

Comme nous l'avons déjà dit, les chanteurs sont à la fois des athlètes et des artistes; il faut de leur part autant d'abnégation, pour qu'ils se préparent à leur dur métier, qu'il en faut au coureur et au rameur pour garder leurs qualités. Un artiste a toujours besoin d'exercice; sa vie doit être réglée avec un ascétisme monacal. J'ai dit comment il doit s'y prendre pour acquérir la meilleure voix possible : reste à savoir ce qu'il devra ou plutôt ne devra pas faire pour la conserver en bon état en tenant compte de l'organisme entier. Nous savons déjà qu'il existe une relation étroite entre lui et la voix. Tout ce qui est utile à la santé générale, lui est utile ; un de mes amis, bien connu pour la beauté de sa voix dans la haute société de Londres, m'a dit qu'elle avait gagné en clarté et en flexibilité, à l'époque où il se livrait au dur exercice de la rame à l'Université.

La tempérance est plus nécessaire pour le chanteur que pour tout autre. L'alcool, sauf à dose très modérée, est nuisible aussi bien par ses effets généraux, que par ses effets locaux. Sans doute, c'est un stimulus capable de soutenir l'artiste dans un effort pénible, mais la réaction vient et souvent pour obtenir de nouveau le premier effet, il faut élever la dose. Il est facile de deviner ce qui arrivera au bout de quelque temps. Je ne parle pas de l'ivrognerie, mais de l'accumulation dans le système nerveux ; une déperdition progressive de sa puissance découlera fatalement du gaspillage de son énergie vitale. Des accidents suivront aussi sûrement l'usage de l'alcool que la nuit suit le jour ; alors surviendra le défaut de stabilité, de puissance coordinatrice des muscles ; tout le monde connaît l'harmonie singulière de la voix des disciples avérés de Bacchus. Sa raucité est due à une phlegmasie chronique de la muqueuse laryngée. La surface, lisse à l'être normal, devient rugueuse et s'épaissit sous l'action continuelle d'un liquide irritant.

Les cordes vocales ont moins de liberté dans leurs mouvements, leurs vibrations sont gênées par les inégalités de leurs bords. L'action de l'alcool sur les points qu'il touche dans la déglutition et même sur les parties voisines, est pernicieuse. Dans les cas les moins défavorables, il maintient les tissus délicats dans un état de congestion permanente, qui les rend particulièrement sensibles à l'action du froid ou à toute autre cause. Si un chanteur ressent le besoin de stimulant, qu'il prenne un peu de bordeaux ou de bourgogne, une très petite quantité d'eau-de-vie avec de l'eau naturelle ou gazeuse. Les condiments trop épicés, les irritants violents doivent être absolument bannis de son régime. Il faut ranger dans cette catégorie le poivre de Cayenne, la moutarde, les sauces relevées, le gingembre, et toutes les choses de même ordre ; le thé et le café doivent même être pris plutôt tièdes que chauds.

En fait d'aliments, chaque personne est pour elle-même le guide le plus sûr. Bacon a dit avec une parfaite justesse « que la propre observation de l'homme à propos de ce qui lui fait du bien ou du mal, est la meilleure des médecines pour la conservation de la santé. » Il serait facile d'élaborer des plans de régime dans lesquels les poids de viande et de substances végétales seraient fixés aussi exactement que dans une ordonnance de médecins, mais une pareille bagatelle ne peut rendre service qu'aux valétudinaires de profession. On peut manger d'après son appétit naturel ce qui flatte le palais, pourvu que l'estomac ne le repousse pas ; en règle générale, un adulte a été instruit par le plus pratique des médecins, l'expérience, sur les aliments qui valent le mieux pour lui. Qu'il prenne ses repas à des intervalles réguliers, mâche convenablement[1], et il peut se moquer en toute conscience des menus proposés par les inventeurs de catalogues diététiques.

Bien que je ne prétende nullement dogmatiser sur ce sujet, il ne me paraît pas hors de propos de dire un mot du côté physiologique de la question.

La plupart de mes lecteurs savent que la nourriture est aussi nécessaire au corps pour réparer les pertes subies par les tissus, que le combustible l'est au feu. Ces pertes sont augmentées par l'exercice; plus le travail corporel est dur, plus il faut d'aliments. Le régime pourvoit à deux choses : la régénération des tissus et la production de la chaleur; les éléments azotés répondent au premier désideratum, les hydrocarbures au second. En conséquence, il faut de temps en temps introduire dans l'organisme une certaine quantité d'azote et de carbone mélangés (pour un adulte, il faut approximativement 1 gr. 80 d'azote et

[1]. Le vieux précepte :

> Avec une dent mâchelière
> Fais la digestion première

est principalement vrai bien qu'un peu ennuyeux en pratique. M. Gladstone fait je crois avec une persévérance caractéristique 32 mouvements de mastication pour chaque bouchée : il brise, broie, pulvérise sa nourriture aussi consciencieusement que les arguments de ses adversaires.

30 gr. de carbone). L'azote est fourni par les substances animales, le carbone par les farineux ; pourtant, chacune de ces catégories renferme une petite quantité de l'un et de l'autre. Là gît la principale objection que l'on fait au végétarisme ; pour obtenir avec ce régime une proportion d'azote suffisante, il faut absorber une quantité énorme de nourriture, par conséquent s'exposer à des troubles sérieux du côté des organes digestifs. L'alcool, qui n'est pas lui-même une nourriture, prévient la dénutrition. C'est pour cela que les *teetotalers* (buveurs d'eau par système) ont besoin de plus d'aliments solides que ceux qui boivent comme tout le monde. Sir Henry Thompson n'a peut-être pas raison de déclarer qu'en thèse générale les Anglais mangent trop de viande [1]. Il plaide avec beaucoup d'éloquence la cause de l'ichtyophagisme : pourquoi ne ferait-on pas entrer davantage dans l'alimentation le poisson savoureux et nutritif que les profondeurs fécondes de l'Océan offrent aux mortels [2] ? Si la qualité des aliments a de l'importance pour le chanteur, le mode de cuisson en a aussi. Une indigestion peut le priver momentanément de sa voix, ou ce qui est pire encore de son oreille. Pourtant, il n'est pas permis à tout le monde pour se préserver d'un pareil accident, d'employer le procédé de Mme Patti, c'est-à-dire d'emmener avec soi dans ses voyages un cuisinier émérite. L'artiste prendra son repas deux ou trois heures

1. Food and Feeding, 3e édition, p. 31 et suiv., London, 1884.
2. Last Essays of Elia : Ellistoniana.

avant de chanter. Certaines personnes ont trop de faiblesse pour les soupers, surtout pour les soupers substantiels qui ont souvent une influence si fâcheuse sur le repos de la nuit.

On peut permettre l'usage modéré du tabac; mais on ne doit jamais avaler la fumée comme le font certains fumeurs de cigarettes. Elle irrite la muqueuse aérienne, plus délicate que la conjonctive. Je crois que les chanteurs feront bien de ne jamais envoyer la fumée des cigares par le nez. En dehors de cela, on peut fumer, sans excès (encore, cette expression est-elle tout à fait relative). Mario, quand il ne chante pas, a constamment le cigare à la bouche : ajoutons, pour employer une phrase chère aux biographes des saints, que c'est là une pratique à admirer plutôt qu'à imiter.

Le vêtement a une sérieuse importance; certains auteurs ont traité ce sujet avec des détails si minutieux qu'on pourrait les lire comme de véritables pages du *Myra's Journal*; c'est une publication édifiante dans son genre, mais sans grande autorité scientifique. Ils ont inventé pour les dames des habits qu'ils décrivent avec une faconde et une précision à faire envie à une apprentie couturière ; quelques-uns approchent de l'éloquence du camelot ! Je n'ai pas la prétention de discuter avec ces gentlemen, au sujet du costume ésotérique de la femme; je m'en tiendrai aux principes généraux de l'habillement; ces principes sont les mêmes pour les chanteurs et pour toutes les personnes qui ont souci de leur santé. Le grand secret pour bien s'habiller, c'est de suivre la saison et le temps. Nous pouvons tenter de nous rapprocher autant que possible de cet idéal. On portera toujours près de la peau la flanelle et le mérinos, le vêtement extérieur sera chaud sans être lourd. Chez les chanteurs, les parties qui ont le plus besoin de leur protection sont le thorax et la gorge. On couvrira soigneusement le premier, mais, sauf dans les temps exceptionnellement froids, il vaut mieux ne pas entourer le cou pendant le jour. La nuit, lorsqu'on sort d'une pièce chauffée ou d'un théâtre rempli, la gorge doit être bien couverte et la bouche fermée. Les artistes qui présentent une grande tendance aux refroidissements devront faire usage dans les années brumeuses d'un respirateur construit de manière à couvrir le nez et la bouche. On en trouve en commerce qui sont en feutre durci dans une solution alcoolique de laque. A la chaleur, on peut presque les mouler sur chaque visage. La portion centrale de la charpente, correspondant aux ouvertures nasale et buccale, est faite d'une mince couche de coton qui agit comme un filtre pour les particules nuisibles ou irritantes, séchant ou chauffant l'air inspiré. Outre qu'ils protègent contre le froid et l'humidité, ces respirateurs préviennent les maladies dont les germes entrent dans l'économie par les voies aériennes. Je crains pourtant que beaucoup de dames aiment mieux s'exposer à l'air froid et au brouillard que d'en porter; quelques-unes même hésiteront à garder la bouche fermée. Il faut que le vêtement ne soit épais sur aucune partie du tronc ou du cou, de manière à ce qu'il ne gêne ni la respiration ni les mouvements du larynx. Jamais les artistes ne doivent porter de cols raides du type « masher » ; vouloir chanter avec une pareille chose, c'est comme si l'on voulait danser avec des fers aux pieds. Tout ce qui comprime le thorax ou la partie supérieure de l'abdomen est mauvais ; la voix perd une partie de sa puissance et de sa résonnance, parce que le courant d'air du poumon n'est plus assez fort, et que la cavité thoracique n'a plus l'espace nécessaire. Certaines personnes portent des corsets suffisamment serrés pour déformer les os et déplacer les viscères, des corsets qui ressemblent plus à un appareil chirurgical destiné à fixer les côtes qu'à un article de toilette ! c'est une sottise extraordinaire parmi les extraordinaires sottises de notre civilisation. J'ai vu une jeune fille martyrisée dans un pareil outil sourire de pitié en présence de la difficulté qu'éprouvait une Chinoise pour marcher. Oncques ne vis plus parfaite application de l'apologie du fétu et de la poutre !

Une femme bien faite n'a pas besoin de corset, si pourtant quelque support est nécessaire, elle choisira de préférence un vêtement renfermant juste la quantité de baleine indispensable pour lui donner de la solidité. Les barres d'acier sont une abomination qu'il faut laisser aux vierges folles dont le dévouement à la mode ressemble au martyre volontaire des fakirs.

Que les corsets rigides soient relégués à tout jamais

dans les musées, à côté des carcans, des bottes, des billots et autres instruments de torture du moyen âge.

Parmi les choses dont le chanteur devra le plus se garder, mentionnons les vapeurs irritantes. J'ai parlé du danger des brumes, mais la poussière, mais la fumée, (celle des cheminées ou des herbes en feu), les vapeurs de soufre, etc., tout cela est nuisible. Pour l'artiste, la gorge est ce que fut le talon pour Achille, le point vulnérable. Il est pernicieux de rester dans des chambres étroites, chaudes, dont le calumet de paix épaissit l'atmosphère parce que la chaleur et l'excitation combinées rendent doublement sensible au froid extérieur.

Il n'est peut-être pas inutile de conseiller aux chanteurs un exercice suffisant ; ils sont portés à négliger ce précepte un peu parce qu'ils craignent le froid, beaucoup par suite de cette langueur physique que comporte le tempérament d'artiste. Les exercices violents ou prolongés sont trop fatigants pour ceux qui ont à dépenser une force musculaire considérable dans une autre direction. Comme nous l'avons dit, le repos absolu est nécessaire, lorsqu'il faut faire des efforts soutenus de la voix. La chaleur exagérée est dangereuse parce qu'elle augmente les risques de refroidissement. Dans les temps de pluie ou de brouillard, lorsque souffle une bise violente, les artistes se garderont de sortir et d'exposer leur larynx s'ils peuvent s'en dispenser. Par le beau temps ; la marche [1], l'équitation, l'exercice de

---

1. Les femmes ne doivent pas faire moins de trois milles par

la rame, le jeu de tennis, sont excellents, ils améliorent le souffle et donnent de la vigueur aux muscles, mais il ne faut d'excès en rien. La chasse est trop violente et donne l'occasion de pousser des cris. D'ailleurs tout ce qui comporte un mouvement exagéré à l'air libre ne vaut rien, par suite de l'action du courant d'air froid sur le pharynx et de l'entrée nécessaire dans les passages aériens de particules irritantes qui peuvent flotter dans l'atmosphère. La pêche est également mauvaise, parce qu'elle expose trop au froid ; la course, les ascensions, bonnes pour développer le thorax, ne sont pas non plus favorables pour l'artiste.

Arrivons à une hygiène plus spéciale ; je voudrais bien persuader aux chanteurs qu'ils cessassent de se servir de leur voix aussitôt qu'ils ont pris froid, ou éprouvé quelques désordres du côté de la gorge. On ne peut pas toujours garder le repos, mais il y en a qui le détestent et veulent chanter quand même, si pénible que soit cet exercice.

jour (4 kilomètres), les hommes pas moins de 6 (8 kilomètres). Il n'y a aucun danger de prendre froid aux pieds, si l'on consent à porter des bottes d'une épaisseur suffisante. Les dames en particulier sont, pour des motifs faciles à comprendre, inaccessibles aux notions de l'hygiène rationnelle à cet égard. A propos de bottes, j'ajouterais que de hauts talons correspondant presque au milieu de la plante du pied si *chic* ou si *pschutt* qu'ils puissent être, constituent une disposition absolument défavorable pour tous les exercices physiques. Ce n'est du reste pas mon affaire de discuter les maux que peut produire la mode, par suite des déplacements d'organes importants auxquels elle donne lieu quelquefois.

Je sais combien une période, même courte, de nonchaloir est difficile à supporter pour un artiste arrivé au succès, et combien peut influer sur ses résolutions la perspective d'une semaine inoccupée. C'est pourtant une économie sérieuse que celle qui consiste à ménager l'instrument de travail et à ne pas s'exposer à le briser. La phrase proverbiale française : « reculer pour mieux sauter » est un truisme qu'on perd souvent de vue dans la fièvre de notre vie moderne. Je pourrais rapporter ici de nombreux exemples dans lesquels la négligence de cet avis a été suivie de la perte de la voix et de la ruine d'une brillante carrière.

Les chanteurs demandent souvent aux médecins comment ils peuvent fortifier leur voix et diminuer leur susceptibilité au froid. Un des meilleurs préservatifs est le bain du matin ; il n'a jamais d'effets fâcheux même en hiver tant que la peau réagit bien à la suite des frictions avec des serviettes. Une face exsangue, le claquement des dents, la chair de poule, etc., montrent que le choc est trop fort. En pareil cas les lotions sur le cou avec une éponge peuvent être très utiles. Les chanteurs feront bien de comprendre les passages supérieurs de l'air dans leur toilette journalière. Ils se gargariseront avec de l'eau, à laquelle il ajouteront un peu de sel, une cuillerée à café de vinaigre de toilette, les narines seront nettoyées de la même manière. Si ces soins étaient aussi réguliers que le nettoyage des dents, les accidents catarrhaux seraient moins à craindre, et la voix serait plus claire et moins nasale.

Avant de terminer ce chapitre, un mot sur les substances bonnes ou prétendues bonnes pour la voix ; tous les artistes ont leurs spécialités capables, selon eux, de la rendre riche et souple : la plupart n'ont pas d'activité réelle, mais au moins elles possèdent une vertu que le praticien devrait reconnaître. La puissance de l'imagination est grande, et lorsque l'homme pense que quelque chose lui fait du bien, il n'est pas douteux qu'il en tire un bénéfice réel ; en médecine les meilleurs conseillers sont ceux qui prennent les choses telles qu'elles sont et non pas telles qu'elles doivent être. Le médecin vraiment éclairé n'est pas toujours celui qui, ne descendant jamais des hauteurs de la science pure, traite de non-sens tout ce dont les principes mécaniques ne rendent pas raison ou ce qui n'est pas démontré à l'aide d'instruments de précision ; le meilleur médecin est celui qui sait pétrir à son gré ce bizarre bloc d'argile qu'on appelle l'homme et faire tourner au profit du malade ses propres faiblesses.

Si quelqu'un est privé d'un secours qu'il croit nécessaire, il en souffrira. Rappelons-nous l'influence magique qu'exerçait sur la mémoire d'un écolier, le bouton de sa veste, comme le mentionne une ancienne observation de Scott. Bien des choses que les artistes croient nécessaires à la santé de leur gorge ont exactement les mêmes propriétés que ce bouton. Leur usage est devenu une habitude, il existe entre elle et l'homme une association tacite dont la suppression brusque aurait de sérieux inconvénients. Lorsqu'il ne m'est pas démontré qu'une chose est nuisible je laisse les intéressés faire comme il leur plaît.

Les médicaments employés par ceux qui, pour une raison ou pour une autre, ont besoin d'un adjuvant artificiel avant de chanter, exercent une action locale ou générale parfois les deux ; certaines potions peuvent rendre des services à ceux qu'une cause locale ou un affaiblissement général arrêtent au moment de chanter ; mais il faut laisser le médecin décider si un stimulant, un tonique, ou un sédatif est nécessaire. Un médicament approprié pris par un artiste une demi-heure avant de chanter, peut souvent lui assurer un triomphe ; tandis que dans le cas contraire, il eût eu une chute par suite de la dépression nerveuse où il se serait trouvé. Ce ne sont pas seulement les débutants qui en souffrent ; le tempérament artistique est si délicat qu'une émotion même légère fait perdre la puissance d'exécution. Cicéron avouait qu'il n'avait jamais monté à la tribune sans ressentir quelque chose comme si le cœur allait lui manquer ; beaucoup d'auteurs et de chanteurs ont fait la même expérience.

Mandl[1] donne une liste très amusante des choses employées par les jolies femmes pour conserver ou améliorer leur voix. Le champagne, le bordeaux isolés ou combinés, la bière, y figurent, cela se comprend, pour une bonne part. Les teetotalers seront sans doute heureux d'apprendre qu'à côté des premiers articles, le café, le thé, le

1. *Hygiène de la voix.* 2º éd., p. 66, Paris 1879.

lait, la limonade ont leurs partisans ; d'autres prétendent que rien ne vaut les poires, les prunes ou les framboises. Nous voulons bien admettre que tous ces spécifiques puissent avoir de bons effets ; dans tous les cas, si on ne les prend pas avec excès, ils sont innocents. Accorder au bœuf froid, aux sardines, aux concombres salés, à l'eau chaude, la propriété de donner de la voix, c'est une simple excentricité. Les œufs crus, naturels ou battus avec du sherry, sont peut-être les plus estimés de tous les spécifiques. Il n'est pas douteux que beaucoup de ces choses soient utiles, et il est possible d'indiquer d'une façon rationnelle le mécanisme de leur action ; il se résume en deux mots : stimulation, lubréfaction souvent l'une et l'autre. Le premier effet est produit par les préparations dites émollientes, comme la glycérine, la gomme adragante, le miel, les confitures, les crèmes, le blanc d'œuf, etc. Ces substances agissent comme les graisses qu'on met aux engrenages (qu'on me pardonne cette métaphore peu élégante) ; elles adoucissent les surfaces des muqueuses ; c'est une chose dont on comprendra l'importance, si l'on songe que la plupart des parties intéressées dans la production de la voix se touchent ; il est évident que la sécheresse aura des inconvénients graves pour elles lorsqu'elles seront en jeu. Il arrive que tout paraît aller parfaitement, le larynx en repos ; cependant, si on essaye de faire un effort on éprouve immédiatement une sensation de picotement désagréable en arrière du palais et dans la partie supérieure de la gorge. Dans ces cas, la cocaïne en cachets ou en pastilles [1] donne souvent un soulagement immédiat. Les stimulants agissent comme des aiguillons pour les parties dont l'énergie diminue ; ils sont généraux ou locaux. J'ai déjà parlé des premiers, leur influence sur la voix s'exerce par l'intermédiaire des muscles du larynx. Les seconds opèrent directement sur les tissus, ils amènent un afflux de sang à ce niveau, augmentent l'activité des glandes et par conséquent la sécrétion. Les cachets d'acide benzoïque ou de chlorate de potasse sont utiles, on peut les faire assez petits pour qu'ils soient gardés dans la bouche sous la langue pendant l'acte du chant sans nuire à l'effet artistique. On a protesté avec raison contre les irritants violents comme le capsicum (poivre de Cayenne) qu'on emploie souvent même avec l'avis des médecins ; l'eucalyptus, recommandé également, est encore plus mauvais. Ce sont là des médicaments qui peuvent avoir leurs indications dans les maladies de la gorge, mais comme agents hygiéniques populaires, je ne saurais mieux comparer leurs effets qu'à ceux d'un acide énergique, qu'on appliquerait au lieu d'huile sur une machine délicate.

La même objection s'applique à une invention récente, vantée, recommandée par d'importants témoignages. L'ammoniaphone — tel est l'absurde nom qu'on a donné à cet objet, — a été présenté au monde comme un talisman comparable aux anneaux magiques ou à la

---

1. Chaque pastille renferme un cent. de cocaïne, on peut en prendre toutes les demi-heures pendant 2 heures.

lampe merveilleuse des *Mille et une nuits*. L'inhalation d'un peu de vapeur comparable à l'inhalation ordinaire de sels, ferait disparaître la raucité et tous les troubles de la voix ; en outre, elle la transformerait à tel point que l'accent parfois un peu rude des peuples du Nord deviendrait aussi mélodieux que les plus belles cadences méridionales ; la voix serait tout simplement italianisée, c'est un procédé simple et facilement explicable pour ceux qui se sont aperçus que la supériorité vocale des Italiens tient à la composition chimique de l'air qu'ils respirent. L'isolement du principe actif de l'air péninsulaire ; son application à l'amélioration de la voix fut une conséquence pratique de l'idée première : conséquence aisément réalisable pour un professeur de chimie agricole, familiarisé avec l'action des engrais sur les sols ingrats. Le Dr Carter Moffat, l'inventeur de l'ammoniaphone aurait certainement obtenu à Laputa des honneurs égaux à ceux de son confrère le philosophe qui essayait de tirer des rayons de soleil d'un concombre. La méthode a l'avantage de pouvoir être étendue à l'infini. Pourquoi un nouveau Prométhée bon chimiste n'arracherait-il pas au regard italien une partie de sa flamme pour éclairer nos yeux un peu ternes ? Pourquoi ne pas ravir quelques tons au blond couleur blés de Gretchen, pour nuancer les tresses onduleuses, pâles comme le lin, de Lucy ? Pourquoi, afin de rétablir l'équilibre, ne donnerait-on pas à la face bistrée de l'Espagnol, un peu des roses de celle de l'Anglais ? Nous ne devons pas désespérer de trouver un jour l'équivalent physique des aptitudes intellectuelles ; grâce à une alchimie surpassant de cent coudées celle de Raymond Lulle ou de Roger Bacon, nous arriverons à transformer en Shakespeare le dramaturge qui fournit d'ordinaire le théâtre Callipyge ; à faire d'un valet de ferme lourdaud et stupide un valet de ferme intelligent. On instituera des réservoirs publics de vertus, les menteurs y puiseront l'amour de la vérité, les bourrus, l'aménité, les poltrons, la valeur, les charlatans, l'honnêteté, les jeunes politiciens la modestie. Un homme exposé accidentellement aux tentations fera prendre un supplément d'intégrité ; chaque année on ajoutera une nouvelle provision de vertus à la provision ancienne.

La substance chimique capable de produire ces merveilles est le peroxyde d'hydrogène, auquel sont combirés l'ammoniaque et différentes autres choses.

L'instrument distributeur est un tube contenant un peu de ouate trempé dans le liquide magique ; on fait inhaler la vapeur à travers un petit respirateur. Isolé de ses éléments miraculeux, l'ammoniaphone est donc simplement un inhalateur à sels rempli d'une préparation volatile d'utilité douteuse [1]. Son seul effet est une stimulation légère ou ce qui est plus probable, une puissante influence sur l'imagination. Quand j'entendis pour la première fois parler de l'invention, j'écrivis au D\u1d63 Moffat, afin de pouvoir sérieusement l'expérimenter. En l'essayant sur plu-

---

1. Les lois de l'évolution règlent le développement des idées comme celui des organismes. Il était impossible qu'un agent d'une

sieurs personnes non prévenues, je n'ai réussi à obtenir aucun résultat.

action aussi miraculeuse restât limité à la gorge. Il n'est pas douteux que cette essence du Midi, qu'on peut mettre en vaudeville ait vite acquis la propriété de guérir les affections pulmonaires rebelles. On peut sûrement prévoir que l'ammoniaphone continuera d'acquérir de la puissance dans différentes directions jusqu'à ce qu'il ait pris une position aussi sérieuse que le *Catholicon* ou la *panacea*.

> O grande puissance
> De l'orviétan !

CHAPITRE VII

Classification des voix. — Étendue de la voix parlante. — Mécanisme de la parole. — Voyelles et consonnes. — Défauts de la parole. — Balbutiement et bégaiement. — Difficultés de la prononciation de lettres particulières. — Difformités réagissant sur la parole. — Adhérences de la langue. — Paralysie du larynx.— Déchéance des muscles du larynx. — Productions pathologiques du larynx. — Hypertrophie des amygdales. — Paralysie du voile du palais. — Congestion et relâchement du larynx. — Angine des clergymen. — Productions pathologiques des arrière-narines. — Ulcération de la langue. — Perte des dents.

§ Ier

MÉCANISME DE LA PAROLE.

On ne saurait guère améliorer la classification des variétés de la voix faite par Quintilien. D'aprés lui, elle peut être pure (candida) ou voilée (fusca) ; douce (levis) ou rude (aspera) ; grêle (contracta) ou pleine (plena) ; dure (dura) ou souple (flexibilis) ; claire (clara) ou obscure (obscura). A ces espèces on peut ajouter les voix creuses, nasales, gutturales, etc. Ce sont là les principaux ordres naturels dans lesquels on peut ranger la voix humaine ; mais il est probable que, dans toute notre espèce, deux ne sont pas identiques. *Quot homines tot voces.* Je n'ai pas besoin de répéter ce que j'ai dit sur la différence entre la voix parlante, et la voix chantante. Non seulement le diapason et l'intensité diffèrent, mais souvent le timbre diffère dans la parole et dans le chant ; dans certains cas la disparate est frappante. Lorsqu'une voix à laquelle nous sommes accoutumés dans la conversation et qui n'est ni musicale ni agréable se transfigure en chantant et produit une délicieuse mélodie, l'effet est surprenant ; c'est presque comme si une charbonnière sordide était changée brusquement en déesse. L'étendue de la voix parlante est très limitée ; dans la conversation ordinaire, elle ne dépasse guère trois ou quatre notes chez les Anglais [1]. Pourtant on peut parler à tous les diapasons auxquels on peut chanter [2]. Le ton habituel, choisi instinctivement par les orateurs,

---

1. M. F. Weber l'organiste résident de la chapelle royale allemande, au palais de Saint-Jame, qui au mois de février dernier a écrit un intéressant article dans le *Longman Magazine* (février 1887), sur la mélodie dans le discours, dit: « On parle, dans une certaine clef musicale et on commence d'habitude sur la 5e note ou la dominante de la clef. on descend à la seconde, à la 3e ou à d'autres intervalles ».

2. *Loc. cit.* p. 25.

correspond à la partie moyenne de l'échelle vocale, c'est à
ce degré que la voix est employée avec le moins d'effort,
et entendue avec le plus de plaisir. Le ton ordinaire de
l'homme est le baryton ; le milieu d'après Hullah est entre
F et B b ; celle de la femme est d'un octave au-dessous, parfois on rencontre des voix d'hommes qui se rapprochent
du type de la voix de femme ; on entend également de
temps en temps dans les rues des précheuses pourvues de
voix dont la profondeur et même la largeur feraient envie
à un rôtisseur de la cité. La première anomalie dépend le
plus souvent d'un arrêt de développement, la mue ne s'est
pas faite ou elle est restée imparfaite. Dans certains cas
que j'ai eu l'occasion d'examiner, le larynx semble plus
petit qu'il ne devrait l'être dans toutes ses dimensions, et
présente même un contraste frappant avec le reste du corps
bien développé et robuste. Ce ton presque féminin de certaines voix d'homme, est quelquefois accompagné d'arrêts
de développement d'autres organes qui subissent des changements naturels à l'époque de la puberté, mais il est souvent dû à une condition purement locale. La puissance et
le volume de la voix parlante, comme celui de la voix chantante dépendent de la force du courant d'expiration des
poumons mais plus encore du volume et des espaces des
chambres résonnantes. Un homme de forte corpulence à
poitrine puissante, a naturellement une voix plus forte
qu'un autre frêle et mal bâti. Quand une voix faible est
associée à une grande puissance physique, la chose ne dépend pas des poumons, mais des espaces à résonnance.

Dans quelques cas sans doute, la manière dont on emploie
la voix est défectueuse. La voix parlante comme la voix
chantante perd beaucoup de sa force et de sa beauté dans
la vieillesse. « Est-ce que votre voix n'est pas brisée? Est-
ce que votre haleine n'est pas courte? » réplique le magis-
trat à Falstaff déclarant qu'il est jeune. A 35 ans M. Bright
se plaignait de ce que sa voix n'était plus ce qu'elle avait
été; rien n'est plus étonnant dans la vieillesse de M. Gladstone que la puissance vocale conservée par lui.

En ce qui touche au larynx, le mécanisme de la parole
est le même que celui du chant, pourtant, l'action des cordes
vocales est moins compliquée. Il y a dans la voix parlante
comme dans la voix chantante au moins deux registres :
la voix de poitrine et la voix de fausset. On peut les distinguer dans tous les cas, si petite que soit l'étendue. Dans
la parole, on compte avec quatre éléments: 1° le courant
d'air; 2° la vibration des cordes vocales; 3° la résonnance
du thorax et de ses cavités sur le larynx; 4° l'articulation
et la modification du son venant du larynx, sous forme de
parties du discours intelligible. Ce qui en chantant n'est
qu'une addition constitue le facteur indispensable et distinct
de la parole. Les éléments séparés du son articulé sont de
deux espèces: l'un est continu, l'autre interrompu. Les
voyelles représentent le premier; dans toutes les langues
humaines leurs formes fondamentales sont peu nombreuses, tandis qu'il existe une quantité indéfinie de formes
modifiées; les unes existent dans une langue, les autres
dans une autre. Les éléments interrompus sont les con-

sonnes ; comme leur nom l'indique, elles n'ont pas de sons
sans les voyelles. Elles sont produites par l'arrêt momentané du son au moyen du palais, de la langue et des dents.
Nous pouvons tracer un tableau fantastique de la parole
à notre esprit, en comparant le courant d'air expiré à une
rivière coulant entre des rives parfois rapprochées parfois
éloignées, et dont le cours est interrompu par des rochers
de forme et de volumes variables ; par des troncs d'arbres,
des îlots, toutes choses en un mot capables d'entraver la
régularité du courant. Au risque de rappeler à mes lecteurs le maître de philosophie de M. Jourdain, je lui dirai
quelque chose sur la formation des lettres, mais je passe-
rai sur ce sujet peu attrayant avec toute la rapidité compa-
tible avec la clarté.

Les différents sons vocaliques résultent d'une élongation de la cavité buccale, combinée avec un changement
de forme et de volume de son orifice externe, produit par
les lèvres. Si nous commençons par les plus courts, nous
pourrons ranger dans l'ordre suivant les voyelles d'après
la longueur du tube nécessaire à leur production.

       i   (son français)

       é   (id)

       a

       o

       u   (ou)

Czermak [1] a prouvé expérimentalement que dans la pro-

1. Sitzungsber d. Wien. Akademie mathematische naturwissens-
chhaftlichi. Klasse. Bd. XXIV, p. 4. march 1857.

duction de ces sons la portion nasale du conduit aérien est séparée de sa portion buccale par le voile du palais relevé, pour *l'a* seulement la séparation n'est pas complète. En les produisant la bouche agit comme résonnateur ; en arrière se trouve l'entrée, en avant la sortie, les deux orifices varient de forme et d'étendue. Le mode de production des voyelles dépend distinctement de l'articulation, et le résultat final de l'exercice est d'amener à rendre à la perfection les cinq lettres a, e, i, o, u.

Les consonnes ont été divisées par les grammairiens et les physiologistes, d'après les modifications du courant d'air nécessaire pour les prononcer et le facteur anatomique que l'on suppose mis en jeu, en *labiales* (b. p. f. m. v.), *dentales* (d. t. l. n. r. s.), *gutturales* (g. k. h. j.) ; ou bien en *explosives*, *résonnantes*, *vibrantes*, *aspirées*, classification moins pratique et moins convenable.

Les accents provinciaux ou nationaux dépendent probablement d'imperceptibles différences physiques des sons dus à de légères variations ethnologiques de la conformation des organes vocaux.

§ II

DÉFAUTS DE LA PAROLE.

La voix parlante varie avec la santé générale et les émotions physiques. Sans que le larynx éprouve aucun changement de structure, elle peut être réduite à un simple chuchottement par la faiblesse consécutive à une maladie.

L'inanition et l'insuffisance d'alimentation la rendent grêle
et creuse. Par le chagrin, elle devient rauque, la voix
douce et basse de la pitié ou de l'amour a perdu en grande
partie ses qualités musicales. L'excès de joie, de chagrin,
d'indignation, de terreur, la suppriment :

> ...Vox faucibus hæsit.

a dit Virgile.

Tout cela tient sans doute à une paralysie momentanée
des cordes vocales, due au choc éprouvé par le système
nerveux, ou encore à ce que les secrétions ordinaires de
la bouche se tarissent [1]. Quand on arrive à imiter ces effets
naturels tout en restant maître de la voix, on atteint le
plus haut degré de perfection de l'art oratoire, ou de la
déclamation.

Arrivons aux défauts de la parole dont quelques-uns sont
dus à des causes naturelles plus ou moins obscures, dont
d'autres résultent de mauvaises habitudes ou d'affectation.
A la première partie se rattachent le bégaiement et le balbutiement, tandis que je fais rentrer dans la seconde la manière de parler du bout des dents, le nasillement, l'ouverture insuffisante de la bouche.

Le bégaiement et le balbutiement intéressent la source
même de la voix, tandis que les autres défauts résultent
de malformations ou d'emplois défectueux des espaces

1. On tire partie de l'arrêt de la secrétion salivaire pour découvrir les criminels dans les Indes. On leur ordonne d'avaler une
poignée de riz sec, un homme ayant la conscience tranquille y
parvient, un criminel ne le peut pas.

supérieurs de résonnance. Le balbutiement, le bégaiement, le bredouillement sont des erreurs de la manière de parler, les autres défauts portent sur la qualité de la voix ; pourtant, ils peuvent également tenir à la manière dont elle est émise. Il faut faire une distinction entre le bégaiement et le balbutiement (stammering et stuttering) mots souvent employés par les hommes de science comme termes synonymes ; la différence n'est pas facile à définir. Dans les travaux de ceux qui ont écrit sur la voix on trouve des tendances variables et contradictoires suivant qu'ils se sont placés au point de vue médical ou au point de vue artistique, de telle sorte qu'il faut éviter avec soin la confusion inhérente à la question et due à l'impossibilité de fixer par inspection le mécanisme du défaut de prononciation ; nous sommes malgré nous constamment rejetés sur des théories plus ou moins vraisemblables. Dans les lignes qui vont suivre, j'essayerai de me limiter aux faits, parce qu'il s'agit d'une matière dans laquelle à peu près tout est douteux.

Si nous examinons plusieurs personnes affligées de difficultés de la parole, et que nous comparions leurs manières de s'exprimer, nous ne manquerons pas de noter des différences radicales. Laissons de côté les points les moins importants et remarquons d'abord que, tandis qu'une classe de gens éprouvent leur difficulté principale pour émettre un son de n'importe quel genre, les autres ne peuvent plier les organes de l'articulation[1] à obéir à la

1. Le docteur Holger Mygind de Copenhague dans l'excellente

volonté. Dans le premier cas (bégaiement, stammering) le larynx est en défaut, dans le second (balbutiement stuttering) le trouble résulte de l'incertitude des mouvements de la langue et des lèvres.

Le bégaiement peut être dû à l'impossibilité de diriger suffisamment les cordes vocales pour la phonation, ou résulter d'un spasme du diaphragme, rendant impossible le passage d'un courant d'air à travers la glotte.

Le balbutiement, tient au spasme de la langue, c'est-à-dire à une forte contraction de ses muscles moteurs (de ceux qui l'immobilisent au fond de la bouche), ou à ce que les mouvements des lèvres sont mal réglés. Les efforts du bègue pour rectifier sa voix sont pénibles à voir; on dirait qu'il peine pour respirer ; les difficultés qu'a celui qui balbutie pour attraper certaines lettres, la répétition des mêmes syllabes excite plutôt le rire que la sympathie. Dans certains cas graves, les deux embarras de la parole peuvent coexister, la société est alors à peu près interdite au malheureux atteint de cette anomalie. On a calculé que la proportion des gens dont la langue n'est pas libre par rapport au reste de la population est de $\frac{1}{3000}$. Les plus nombreux appartiennent au

traduction qu'il a faite de ce petit livre a été assez embarrassé pour rendre le terme stuttering; il n'existe pas de mots danois correspondant à stuttering et à stammering. Il s'est servi en conséquence des termes de bégaiement de phonation et bégaiement d'articulation comme équivalent aux deux mots anglais ; ils me semblent même meilleurs qu'eux.

sexe masculin. Sur 200 cas, Hunt put trouver une cause
déterminée ou plutôt reporter le début du bégaiement à
une époque précise. D'autres fois il résultait d'une maladie aiguë (coqueluche, rougeole, etc.), d'une perturbation
brusque de l'organisme (frayeur), etc. L'affection avait
eu quelquefois l'imitation pour cause (imitation cons-
ciente ou inconsciente). Dans 15 0/0 du nombre total,
l'influence héréditaire existait, et, sans doute, elle avait
joué un rôle important dans sa production. Une différence remarquable entre le bégaiement et le balbutiement, c'est que les bègues, — et la chose est facile à comprendre, — sont aussi incapables de chanter que de parler
convenablement, tandis que dans le second cas la volonté
reprend son influence dans le chant. Le balbutiement est
plus marqué quand la personne qui en est atteinte est obser-
vée ; comme la chorée, il possède la propriété de pro-
voquer l'imitation par sympathie nerveuse. Si par hasard
celui qui après avoir balbutié longtemps est arrivé à
parler convenablement rencontre une personne affectée du
même défaut, témoin des efforts dirigés contre un ennemi
qu'il connaît bien, il balbutie lui-même. Certains balbutient
dans la conversation et sont maîtres de leur voix quand
ils parlent méthodiquement ou déclament, c'est-à-dire par
la lenteur et l'effort. Il ne faut pas oublier que le balbutiement survenant brusquement chez une personne qui, auparavant, n'avait pas d'embarras de la parole peut-être
le symptôme d'une affection du cerveau. Il n'est pas
nécessaire d'insister sur les effets de l'intoxication alcooli-

que autrement que pour signaler la tendance à confondre les mots et les syllabes, à laisser de côté toutes les consonnes dont la prononciation réclame une action musculaire compliquée. Nous ne nous attacherons pas davantage au zézaiement, c'est souvent le résultat d'une mauvaise habitude ou d'une prétention stupide ; dans quelques cas la langue est trop longue, la pointe arrive entre les dents et transforme les sifflantes endentales aspirées (le Th anglais en S). Quelques personnes ne peuvent prononcer les *r*, et les remplacent par des *l* ; l'emploi du *w* pour l'*r* est une affectation du dandysme ou, pour employer une expression de Warburton, une coutume du *meilleur vulgaire* ; il résulte quelquefois d'une difficulté à pousser la langue en avant par faiblesse des muscles servant à ce mouvement, on l'observe chez des personnes sans affectation. La peine qu'ont les cockneys à prononcer les aspirées résulte d'une difficulté de respiration plutôt que d'articulation ; souvent, lorsqu'ils veulent parler avec emphase, elle augmente l'intensité de l'aspiration. J'ai entendu donner, par des artistes italiens, cet *h* renforcé lorsque la phrase commençait par une haute note et qu'il fallait un *fortissimo*. Le procédé par suite duquel le cockney, lorsqu'il veut mettre *l'h* à sa vraie place[1] le met à une mauvaise, est de même nature que ce rhytme spontané grâce auquel l'Écossais n'est ja-

---

1. Arry a son prototype dans la prononciation aussi bien que dans le nom d'Arrius ridiculisé par Catulle :

mais content d'avoir raccourci un *o* long à moins qu'il n'allonge un *o* bref dans la même phrase pour rétablir la balance ou *vice versâ*[1].

Une autre altération de la voix, l'aphasie (de α privatif et φημί je parle), plus intéressante au point de vue scientifique, ne sera pas étudiée ici ; elle ne siège pas dans les organes de la voix, mais dans les centres nerveux qui les dirigent, et intéresse la faculté même du langage, faculté distincte de l'articulation.

§ III

DIFFORMITÉS ET MALADIES DES ORGANES DE LA VOIX.

Les difformités naturelles qui rendent l'énonciation difficile, sont 1° la fixation de la langue par une petite bride membraneuse qui relie sa pointe au plancher de la bouche ; 2° une fente palatine de longueur et de largeur variables ; 3° l'occlusion de l'orifice postérieur des fosses nasales par une membrane ou un fragment d'os ; 4° l'occlusion partielle de la glotte par un voile membraneux entre les cordes vocales. Il est facile de remédier au premier défaut, lorsqu'il existe chez les nouveau-nés, en faisant une section de la bride ou du frein artificiel. Nous avons pourtant rencontré des adultes chez lesquels une

Chommoda dicebat si quando commoda vellet.
Dicere, et hinsidias Arrius insidias, etc.

1. Brŏde rŏd pour broad road.

opération analogue rendait l'articulation meilleure. Une personne ayant une division congénitale de la voûte palatine est reconnaissable du premier coup pour qui a l'oreille un peu exercée ; sa parole est nasonnée et présente un manque de précision caractéristique. La fermeture des arrière-narines est rarement congénitale, mais il est évident qu'elle doit agir surtout sur la prononciation des consonnes dites nasales ; ainsi, *m* deviendra *b* et *n d*, absolument comme chez les gens qui sont enrhumés du cerveau. La présence d'un diaphragme membraneux dans le larynx rendra la prononciation impossible. Les maladies affectant la voix et la parole sont nombreuses ; dans le larynx, il peut y avoir une paralysie unilatérale ou bilatérale des muscles qui rapprochent ou tendent les cordes vocales ; si elle tient à la division des nerfs qui se rendent à ces muscles, il se passe la même chose que quand on coupe le fil [1] assurant une communication électrique ; une compression suffisamment forte sur le trajet d'un nerf le paralyse également. Les cordes vocales peuvent encore être paralysées d'une autre manière : par la pression qu'exercent sur elles les parties voisines tuméfiées. Les excroissances

---

1. Une actrice bien connue souffre d'un défaut d'innervation de l'une des cordes vocales ; un des nerfs récurrents a été lésé dans l'ablation d'une petite tumeur du cou. L'usage de la voix produit une fatigue beaucoup plus grande qu'auparavant, mais sa puissance est toujours satisfaisante. La corde saine fait une partie du travail de l'autre, elle dépasse la ligne médiane pour la rencontrer.

qui se développent à leur surface rendent la voix rauque et parfois la réduisent à un chuchotement; leur épaississement l'obscurcit. Nous avons vu que l'alcool peut amener quelque chose de semblable; l'inflammation chronique, la phtisie, ont le même effet. La phonation est possible jusqu'à un certain point sans cordes vocales, c'est-à-dire quand elles ont été toutes les deux enlevées ou détruites; dans ce cas, une espèce de son vocal peut être produit par le rapprochement des bandelettes ventriculaires, et des replis aryténo-épiglottiques formant la partie supérieure du larynx.

L'hypertrophie des amygdales donne à la voix un caractère guttural, désagréable, facile à reconnaître lorsqu'on l'a entendu. Le voile du palais est parfois détruit, adhérent à la partie supérieure du pharynx ou paralysé (comme à la suite d'une attaque de diphtérie). Les conséquences de ces lésions sur la voix dépendent de la capacité ou de l'incapacité de l'organe à fermer le conduit qui va aux fosses nasales. Lorsqu'il est paralysé, sa fonction comme valve est abolie, c'est un corps étranger qui pend au milieu de la gorge rendant indistincts les sons émis.

Les affections légères (congestion, relâchement de la muqueuse, angine glanduleuse) qui diminuent la clarté de la voix, ou la rendent intolérante, sont de beaucoup les plus communes. Au point de vue médical, elles constituent la plus grande partie des troubles spéciaux des chanteurs. Dans la congestion, les vaisseaux sanguins sont distendus au point de produire de la tuméfaction et de la douleur locale; la circulation sans être complètement arrêtée est plus lente que d'habitude. C'est le premier degré de l'inflammation; il faut la faire disparaître aussitôt qu'on le peut bien qu'elle n'ait pas par elle-même beaucoup d'importance; mais on peut dire que la congestion est un feu couvant sous la cendre et susceptible d'être rallumé par une brise légère. Les passages nasaux sont quelquefois en partie obturés par les saillies de petites tumeurs glandulaires, qui pendent de la voûte du pharynx comme des stalactites du plancher d'une grotte et remplissent l'espace placé entre l'ouverture postérieure des fosses nasales et la partie postérieure de la paroi pharyngienne, derrière le voile du palais. Ces masses diminuent la résonnance de la voix, la tuent, pour ainsi dire. Elles produisent souvent un certain degré de surdité; l'affection qui s'observe surtout, dit-on dans les climats froids, serait particulièrement commune en Danemark et sur les rives de la Baltique[1]. Il me semble que si l'on a trouvé longtemps la maladie plus souvent là qu'ailleurs, cela tient à ce que les médecins de ces pays l'ont cherchée avec beaucoup de soin et d'habileté. Les autres causes d'obstruction du nez ou d'altération de ses fonctions comme résonnateur, sont la

1. La maladie fut reconnue pour la première fois par le Dr Meyer, médecin distingué de Copenhague et décrite par lui en 1868 (Hospitals Tidende).

tuméfaction du tissu très vasculaire qui recouvre les os spongieux ; l'accumulation de mucus sec et durci, les végétations dans les fosses nasales. A ce niveau, on trouve des polypes mous, parfois d'autres d'une structure différente et d'une consistance pierreuse. Les difformités de la cloison qui sépare les narines, résultant habituellement d'une violence directe, telle qu'un coup ou une chute, altèrent le caractère de la voix.

La parole peut devenir laborieuse, le pouvoir d'articuler peut en grande partie se perdre par la tuméfaction et l'ulcération de la langue. Ces accidents correspondent d'habitude à de dangereuses maladies dans le cours desquelles l'altération de la voix n'est qu'une pure bagatelle. J'ai pourtant vu la parole devenir difficile à la suite d'une irritabilité particulière de la langue rendant impossible la prononciation de certaines lettres, entre autres des dentales *e g*. Dans ces cas, il n'y a pas de maladie proprement dite, les accidents tiennent probablement à certains désordres du tube digestif. La même chose arrive à la suite de l'abus du tabac, de l'irritation continuelle produite par une dent brisée. Une glande sublinguale peut être augmentée de volume, son conduit obturé par un fragment solide ; dans les deux cas, les mouvements de la langue sont entravés et la parole perd de sa netteté. Cet organe est utile dans l'articulation mais non indispensable. Les personnes auxquelles on l'a enlevé peuvent encore parler d'une manière intelligible, les linguales seules leur manquent. Les faits miraculeux des vieux historiens avec lesquels des personnes auraient continué de parler après que les bourreaux leur avaient coupé la langue, sont d'accord avec l'expérience des chirurgiens modernes.

L'absence de dents surtout d'incisives gêne la parole l'ερχος ὸδόντων est un élément bien connu nécessaire à la netteté de la diction.

CHAPITRE VIII

EXERCICE DE LA VOIX PARLANTE.

Nécessité de l'exercice. Exercices des anciens orateurs. Importance d'un entraînement précoce. Exercice de la voix à l'air
libre. Qualités nécessaires à un professeur de déclamation. Le
chant aide à bien parler. Amélioration d'une voix ingrate par la
culture. Détails de l'entraînement. Correction des défauts. Guérison du bégaiement. Fatigue de la voix. Crampe des orateurs.
Leur hygiène. Conclusion. Remarques.

§ 1er

NÉCESSITÉ DE L'EXERCICE.

L'exercice de la voix pour la parole est pour ainsi dire
un art perdu. On est rempli d'étonnement quand on lit les
détails de la culture savante et prolongée qu'on supposait
nécessaire dans l'antiquité à celui qui voulait obtenir le
succès comme orateur. Il ne faut pas oublier pourtant que

l'art de parler en public était une chose beaucoup plus nécessaire alors que dans notre temps de journaux à bon marché et de librairies. Laissons de côté l'éducation purement intellectuelle; l'éducation physique était si soigneuse qu'il était probablement plus facile de préparer un jeune homme pour l'arène que pour la tribune aux harangues; dans le bon vieux temps du jeu de bague pas un concurrent n'était plus soigneusement entraîné. Démosthène s'étudiait à respirer en récitant des vers pendant qu'il montait une colline ; il déclamait sur le rivage pour s'accoutumer aux murmures des assemblées turbulentes ; il parlait avec des pierres dans la bouche pour rendre sa voix plus claire et plus distincte [1]. Cicéron entreprit un labeur héroïque pour se préparer à la vie publique; pendant plusieurs années, il voyagea pour améliorer son instruction essayant d'acquérir de chaque maître ce qu'il avait de bon avant de le quitter. Nous pouvons soupçonner l'importance de son travail en lisant ses discours; il suffit de penser que l'homme qui prononçait ces longues harangues avec une emphase dont nous n'avons plus l'idée était d'une constitution frêle et délicate. Les préceptes de Quintilien sont adaptés à l'homme tout entier envisagé au point de vue physique, intellectuel, moral. Le cours d'éducation nécessaire pour un orateur public commence dès l'en-

---

1. Plutarque raconte que Démosthène avait un embarras de la parole, et qu'il adopta le plan indiqué afin d'être plus maître de ses organes vocaux.

fance. Il est probable que pour la voix, l'entraînement
précoce était de règle. S'il n'existe aucun doute sur l'époque du début des exercices pour le chant, il n'y en a pas
davantage, je suppose pour la parole : on ne saurait commencer trop tôt ; de cette manière les défauts dans l'émission de la voix et l'articulation peuvent être prévenus et
s'ils existent déjà, réfrénés dès l'origine ; plus tard, on
n'en aurait raison qu'avec des troubles et des ennuis de
toute sorte. On ne saurait prendre trop de soin d'entourer un enfant même avant qu'il parle de personnes dont
l'accent et la diction soient purs et raffinés. Les Grecs
à l'apogée de leur civilisation, étaient bien convaincus de
cette nécessité, ils ne laissaient près des enfants que des
esclaves parlant correctement. En Angleterre on aban-
donne trop souvent à une nourrice ignorante le soin de
guider les premiers bégaiements du petit être qui deviendra peut-être un jour un avocat ou un prédicateur. Nous
avons vu des gens extrêmement difficiles dans le choix
d'une gouvernante française ou allemande, elles ne voulaient pas même entendre parler de certaines personnes
d'excellente éducation par ce seul fait qu'elles étaient
nées en Suisse. Il faut qu'un maître de Français soit Pa-
risien bien que ce soit sur les bords de la Loire qu'on
parle le mieux le Français ; en revanche on n'accorde
pas la moindre attention au choix des domestiques anglais parmi lesquels se passe la plus grande partie
du temps des enfants pendant les premières années de la
vie. Nous ne voulons parler bien entendu que de l'accent

et des formes grammaticales du discours, ce serait une simple utopie de vouloir qu'ils apprissent à parler avec un maître d'une compétence éprouvée. On pourrait pourtant apporter un peu d'attention pour choisir des nourrices ayant une voix musicale, et une prononciation irréprochable. Hullah fit remarquer avec raison, il y a quelques années, qu'il est nécessaire de modifier les idées du public sur ce point, de démontrer qu'une certaine instruction est nécessaire même pour l'exercice de ce que l'on considère d'habitude comme des dons naturels. Sans doute, l'homme semble parler avec autant de facilité qu'il marche, mais il ne faut pas croire qu'on n'a appris ni à parler ni à marcher ; souvent même on a eu pour cela beaucoup de mal. Un enfant apprend seul à marcher, mais pour marcher avec grâce, c'est une autre affaire. Tout le monde sait combien l'éducation modifie les choses ; la voix humaine émet des sons sans l'assistance d'un maître de chant, mais une éducation bien dirigée a des avantages indiscutables pour l'élève comme pour ceux qui l'entendent. Il est difficile de convaincre beaucoup de personnes que l'art de parler doit être acquis et qu'une culture bien comprise peut seule conduire à la perfection. Je suis persuadé que s'il y avait dans chaque école du royaume un bon maître de diction, notre noble langue anglaise perdrait sa réputation imméritée de rudesse. Les oreilles seraient moins torturées qu'elles ne le sont, les nerfs auditifs et l'esprit y gagneraient car ils n'auraient plus besoin de faire des efforts extraordinaires pour saisir un sens noyé dans un flot de mots à demi formés ; les larynx n'éprouveraient plus de difficultés pour répondre à la volonté de celui qui parle. On peut dire sans exagération que l'élocution vicieuse est l'origine de la plus grande partie des troubles de la gorge frappant ceux qui parlent d'habitude en public, elle-même tient à un défaut d'exercice. C'est surtout vrai chez les ecclésiastiques, pour lesquels une diction pure est si nécessaire. En se servant de la voix comme ils le font, c'est-à-dire, seulement par intervalles, et pendant un temps considérable sans interruption, ils sont particulièrement exposés à s'enrouer, à peiner en parlant.

Bien exercés ils seraient à l'abri de tout cela il serait bon de faire subir à ceux qui doivent entrer dans les ordres une épreuve destinée à montrer s'ils savent se servir de leurs voix. Des évêques, ou plutôt leurs chapelains, font quelque chose d'approchant, mais ces examens sont de pure forme. On m'a dit que celui de Lichfield, le Dr Maclagan, s'attachait plus à ce point que ses confrères, qu'en est-il résulté ? En son diocèse, l'élocution est meilleure que partout ailleurs. Dans quelques-uns de nos collèges théologiques, il faudrait accorder un peu plus d'attention qu'on ne le fait aux lois et à la clarté de la diction.

Un auxiliaire très important pour le développement de la voix chez les enfants, est l'exercice à l'air libre pendant plusieurs heures dans la journée. Les jeux sont plus bruyants que dans les appartements, les petits sauvages s'interpellent avec des notes élevées et passablement désagréables aux voisins nerveux mais excellentes pour le développement de la voix. Rousseau affirme que celle des jeunes paysans est meilleure que celle des enfants de bourgeois aisés [1] ; qu'ils articulent plus clairement, par suite de la nécessité où ils sont de se faire entendre à de longues distances, Rabelais qui entre autres qualités eut celle d'être un des meilleurs médecins de son temps, fait crier le jeune Gargantua tous les jours pour exercer sa voix [2]. Cet effet de la vie au grand air ne s'observe pas seulement chez les enfants, on reconnaît facilement au ton élevé de sa parole une personne qui passe la plus grande partie de son temps dehors. Mlle Braddon, la nouvelliste bien connue, m'a dit qu'elle avait été souvent frappée de la beauté de la voix des gardes et des chasseurs ; beaucoup de gens ont pu admirer le cri mélodieux des marchands de poisson de New-Haven ; je suis tout disposé à attribuer à la même cause les qualités vocales des Italiens. Tous ceux qui ont voyagé dans la péninsule savent que beaucoup de petits métiers exercés chez nous dans les maisons s'y font à l'air libre. Les tailleurs, les cordonniers, les chaudronniers travaillent dehors, les rues retentissent de leurs plaisanteries, de leurs interpellations qui ne manquent pas de qualités musicales. L'atmosphère embaumée invite

1. *Émile ou de l'Éducation*, livre 1.

2. Et pour s'exercer le thorax et les poumons criait comme tous les diables, lib. I. Chap. XXIII.

pour ainsi dire à ouvrir largement la bouche, et les gens du peuple arrivent à donner à leur voix la plénitude et l'emphase. D'un autre côté on reproche généralement aux Anglais de ne pas ouvrir assez largement la bouche lorsqu'ils essayent de parler une langue étrangère ; ils ébauchent dans leur gorge un son mal articulé qu'ils font passer avec peine entre leurs dents ; on dirait que celui qui veut parler n'ose pas les desserrer tant il craint que quelque chose d'inconnu entre. C'est parfois une bonne précaution dans un climat comme le nôtre ; Milton explique par là notre habitude de marmotter. « Nous autres, enfants du Nord, dit-il, nous n'ouvrons point nos bouches à l'air froid, assez largement pour parler avec grâce une langue du Midi ; toutes les nations remarquent que nous parlons en dedans et les dents serrées » [1]. On a dit également que cela tient à notre nature réservée et peu démonstrative qui ne nous permet pas de nous mettre en évidence. Que la chose fasse partie de notre caractère national, soit ! il faut nous résoudre à nous voir nous-mêmes comme les autres nous voient. Si grande que soit notre modestie chez nous, il n'en est pas moins vrai que ceux de nos compatriotes qui voyagent s'y prennent de manière à être remarqués par tous les observateurs dans tous les pays où ils vont (je suppose que c'est contre leur gré). On peut se demander si le climat de l'Écosse vaut mieux que le nôtre, ou si le caractère des

---

1. *Tract on education*, 1744.

Écossais est plus expansif, car ils ont le don du langage bien articulé, et possèdent une aptitude remarquable pour acquérir la prononciation des langues étrangères, surtout de celles dans lesquelles les voyelles longues prédominent.

Peu importe la cause, notre mode d'élocution ne vaut rien, et nous n'avons qu'une chose à faire, l'améliorer. Il n'y a aucune raison pour que le reproche qu'on nous fait aujourd'hui continue d'être justifié. L'idée que l'Anglais est une langue peu harmonieuse semblera vite absurde à une personne qui a eu l'occasion d'entendre le noble ton de nos grands orateurs ou de nos grands artistes dramatiques trop peu nombreux hélas ! La musique existe, mais il faut que la voix soit un instrument capable de la produire ; il faut qu'il y ait un instrumentiste, c'est la difficulté. Les organes producteurs de la voix ne sont souvent pas défectueux, mais on s'en sert mal. Comme nous l'avons dit, pour que l'éducation soit utile il faut qu'elle soit bien dirigée. Cette réflexion me conduit à parler des qualités du maître de diction. Jusqu'à un certain point ce sont les mêmes que celles du professeur de chant ; pourtant le second doit en avoir quelques autres qui lui sont particulières. En premier lieu, il faut qu'il soit lui même habile dans son art, un homme peut enseigner le chant sans chanter, on ne peut apprendre à bien parler que par l'exemple. Les connaissances physiologiques ont un avantage incontestable pour le professeur. Le maestro s'occupe d'organes qui échappent au contrôle de son élève, mais s'il sait comment la langue et les lèvres doivent fonctionner, non seulement il le montrera à l'élève, mais il lui montrera à imiter ses mouvements, de telle sorte que la vue et le sens musculaire lui viendront en même temps en aide.

Personne ne peut enseigner la diction s'il n'est pas familier avec le mécanisme de l'articulation dans tous ses détails; il faut connaître aussi tous les défauts de prononciation et leurs causes; les particularités provinciales et ethnologiques de l'accent, de l'intonation; les manières d'exprimer les émotions les plus délicates, le jeu des muscles de la physionomie, l'attitude du corps. Non seulement, le maître doit instruire ses élèves mais il faut qu'il leur commande le respect, et si la chose est possible, qu'il éveille l'enthousiasme chez eux. Comme l'a dit Quintilien, nous imitons plus facilement ceux qui nous sont sympathiques. Le professeur ne doit pas tellement se confiner à son art qu'il ne puisse distinguer l'incapacité physique du manque de soin ou de volonté; il devra au contraire avoir des connaissances assez étendues pour reconnaître et suspecter les maladies et les malformations naturelles. Je ne veux pas dire qu'il doive être à même de faire un diagnostic car la chose est du domaine du médecin; pour moi l'art du maître s'arrête lorsque la consultation devient nécessaire.

Les mauvaises méthodes sont inutiles et nuisibles, il faut que tout au début l'élève ait un bon professeur, autrement quantité de défauts acquis s'ajouteront à ses défauts naturels. Timothée, fameux musicien de l'antiquité, réclamait des honoraires doubles de ceux qui avaient suivi les leçons d'un de ses confrères avant les siennes ; il devait selon lui prendre beaucoup plus de peine pour eux que s'ils n'eussent pas contracté de mauvaises habitudes. La meilleure instruction si nécessaire qu'elle soit ne saurait aboutir à rien sans un concours assidu de la part de l'élève. L'exercice doit s'appliquer à tous les sons du langage articulé, à chacun d'eux séparément, à leur ensemble, au temps et à la manière de prendre la respiration, à l'étendue de la voix, à son adaptation instinctive, au diapason, aux particularités acoustiques du milieu où l'on parle. Il faut égaliser les registres de la voix parlante comme ceux de la voix chantante, mais avec un peu moins de fini.

§ II

EFFETS DE L'EXERCICE.

Un orateur doit être aussi maître de sa voix qu'un chanteur ; il faut qu'il puisse l'élever ou l'abaisser avec aisance sans arriver au cri à une extrémité de l'échelle, au grognement à l'autre. Je crois que, pour aider à l'élocution, l'étude du chant a des avantages. Les organes de la voix et de l'ouïe seront exercés à agir simultanément ; la première y gagnera en volume et en flexibilité. Je n'ai nullement l'intention en disant cela d'ajouter aux afflictions de la vie l'entrée dans la société d'une armée de ménestrels nouveaux. Le chant me paraît un exercice dificile et qui a l'avantage de mettre en jeu avec plus de vigueur que la parole les différentes parties de l'appareil de la phonation. Qui peut le plus peut le moins ; il y a de sérieuses raisons de croire qu'un homme qui sait chanter parlera mieux qu'un autre ; l'étude de la danse ne rend-elle pas la marche plus aisée ?

Il ne résulte pas de là que les meilleurs orateurs sont les chanteurs. George Sand a même remarqué que ceux-ci ne parlent convenablement que dans le chant. Cet exercice semble être devenu leur moyen naturel d'expression. Dans la diction, le chanteur a trop conscience de sa voix ; il apporte trop d'attention à produire les notes d'après les règles de l'art, pour exciter les sentiments ou soulever les passions d'un auditoire comme l'orateur. Le chanteur est une voix pas autre chose ! c'est pour cela qu'il ne doit rien perdre de ses qualités ; au contraire, pour l'orateur, la voix n'est qu'un instrument destiné à exprimer sa pensée ; il doit donner uniquement son attention à parler de manière à obtenir l'effet voulu. Parfois une expression rauque et rude lui rend plus de services que des accents mélodieux et raffinés.

J'en prendrai pour exemple un de nos meilleurs acteurs de mélodrame ; ses tons sont si doux qu'on pourrait lui appliquer la légende rapportée à propos de Platon, dire qu'à son berceau les abeilles ont répandu leur miel sur ses lèvres. Mais s'il faut exprimer une émotion violente, une de ces émotions qui arrachent des larmes à toute une salle, il reste au-dessous de sa tâche et ne réussit pas à remuer ses auditeurs. Dans ces moments-là, une diction heurtée, des paroles entrecoupées, sans qualités musicales et sans art apparent, expriment bien mieux les passions humaines.

Pourtant les défauts de diction caractérisant chez certaines personnes les émotions violentes sont si désagréables, qu'il faut se garder de les imiter servilement. La voix devient gutturale, elle est en quelque sorte étranglée par un épaississement involontaire des différentes parties du larynx. Chez les tempéraments de fer, les explosions et les tempêtes des passions sont accompagnées d'un spasme qui jugule la voix ; des orateurs se meurtrissent la poitrine comme s'ils voulaient frayer un passage à l'air ; ce résultat des émotions est une difficulté pour les artistes. Un excellent comique, un acteur qu'on ne saurait surpasser dans la comédie moderne, n'a pu jusqu'à présent en triompher dans le drame. Les voix naturellement pauvres doivent être ménagées avec un art consommé, de manière que leurs défauts passent inaperçus, qu'au besoin même, ils puissent devenir des beautés pour un admirateur fervent. Une dame charmante, un des ornements du théâtre anglais contemporain, en fournit un exemple caractéristique. Sa voix, appartenant à la variété que Quintilien appelait *fusca* est employée avec tant d'habileté, si bien modifiée, grâce aux qualités d'une nature merveilleusement douée, que quand on vient de l'entendre, les accents les plus purs semblent vides et mous. D'autres voix dont le timbre laisse à désirer prennent une beauté pathétique dans les émotions, lorsqu'elles se voilent et tremblent au milieu d'un torrent de larmes. L'absence de la corde sympathique a empêché un acteur d'une grande culture intellectuelle, possédant une pureté raffinée de diction, d'obtenir tout le succès auquel il eût pu aspirer. Une voix noble mais froide est comme un visage sans expression ; ni étude ni travail ne peuvent remédier à ce défaut.

Tous les autres se réforment, si ingrate que ce soit montrée la nature, il ne faut pas désespérer. De Quincy a dit qu'il est souvent avantageux pour l'homme d'avoir peu d'apparence, parce que cette circonstance l'oblige à acquérir la distinction réelle. Il peut arriver à un aspirant à l'art oratoire ou à l'art dramatique qu'une voix naturellement pauvre constitue à la fin plutôt un avantage qu'un obstacle. Le plus grand acteur anglais d'aujourd'hui a montré ce qu'on pouvait faire en développant la puissance d'un organe manquant de flexibilité.

Par un travail digne de Démosthène, il est arrivé à tellement perfectionner sa voix, que faible et monotone dans la conversation, elle devient en scène riche, sonore, voilée, stridente, tendre, douce, suivant sa volonté. Dans les moments où il faut exprimer la passion avec le plus d'énergie, on s'aperçoit à peine qu'elle n'y réussit pas toujours, les admirateurs de l'artiste voient plutôt là dedans une beauté qu'un défaut.

L'avantage de l'exercice est également visible chez beaucoup d'orateurs de la chaire. Chez M. Spurgeon, les incisives antérieures et les lèvres sont mal disposées, mais l'organe est si parfait par lui-même, l'expression artistique est tellement irréprochable, que ni la vieillesse ni la faiblesse de la constitution n'ont pu détruire les qualités sympathiques de sa riche voix. Celui qui parle de la sorte est né orateur et obéit d'instinct à ces lois naturelles que des personnes moins bien douées ne peuvent suivre qu'à l'aide d'un laborieux entraînement. Peu d'ecclésiastiques ont du reste une puissance vocale égale à celle de M. Spurgeon; son seul rival est peut-être le docteur Barry, évêque de Sydney. Le cardinal Manning et M. Haweis, dont le style est pourtant si différent, montrent l'un et l'autre ce que peut faire la culture d'un organe naturellement faible. Chez le premier une netteté extrême dans l'articulation supplée à la faiblesse de la voix; l'autre atteint le but qu'il vise par la variation et le contraste de ses tons. Le docteur Parker emploie également cette méthode, mais peut-être avec un peu d'excès. Les transitions soudaines d'un ton de basse profonde à des notes de fausset qui caractérise son style au Temple de la Cité auraient peut-être causé de sérieux préjudices au larynx, si l'organe lui-même n'eût pas été fort et capable d'une sérieuse résistance.

§ III

DÉTAILS DE L'EXERCICE.

Les principes d'après lesquels l'éducation de la voix pendant la parole ont été déjà suffisamment expliqués; on peut les résumer dans les propositions suivantes :

1° L'entraînement devra commencer aussitôt que l'enfant pourra parler.

2° La voix doit être fortifiée par des exercices fréquents, dans des pièces fermées et à l'air libre.

3° Quelles que soient les aptitudes naturelles d'un individu, une instruction convenable est nécessaire.

4° Le chant aide à bien parler, ; comme le plus implique le moins, il faudrait que le futur orateur l'apprît toujours.

Arrêtons-nous sur quelques détails de l'exercice. Remarquons d'abord que si la vocalisation doit toujours être faite mezza voce, dans l'exercice de la parole, on prendra le ton le plus grave ; on s'occupera avec soin et patience de l'articulation ; un orateur qui prononce mal, marche de pair avec un écrivain qui fait des solécismes. Il faut se rendre maître des voyelles de manière à ce qu'on puisse les prononcer avec une pureté parfaite. Ce n'est pas là une exagération ; on les prononcera souvent à des degrés variables d'intensité, de différentes manières, de façon que l'une succède rapidement à l'autre en prolongeant le son aussi longtemps que la respiration le permet. Chaque voyelle sera combinée à différentes consonnes. Hullah donne un tableau très utile de syllabes et de mots pour ce genre d'exercices ; j'y ai renvoyé plus d'une fois. Il est bon de parler avec autant de volubilité qu'on le peut (la voix restant distincte, bien entendu), puis sur un ton lent et mesuré, l'étudiant doit s'appliquer intelligemment et consciencieusement à sa tâche, jamais nonchalamment et d'une façon mécanique. Lorsqu'on est maître du *squelette* de la parole, on lira à haute voix et on déclamera une fois ou deux par jour des passages des auteurs, autant que possible en présence d'un critique qui arrêtera aux points défectueux, et montrera l'erreur avec la manière de lire.

§ IV

CORRECTION DES DÉFAUTS.

Les défauts ne peuvent être corrigés que si l'on en connaît la cause. Pour le bégaiement on ne peut rien faire sauf apprendre au bègue à respirer convenablement. L'expérience du maître ne doit viser qu'un but : faire acquérir à l'élève un certain degré de contrôle sur son diaphragme et les autres muscles respirateurs, de telle sorte que l'air du poumon, c'est-à-dire la puissance motrice ne puisse pas sortir avant que le larynx soit prêt à le recevoir. Avec une manœuvre persévérante et une pratique incessante, les deux mouvements peuvent jusqu'à un certain point s'harmoniser et concorder ; il est à craindre que la cure ne soit jamais complète ; un acte automatique reste toujours imparfait lorsqu'un effort est nécessaire pour l'accomplir. Il n'existe peut être pas de remède radical pour le balbutiement sauf dans les cas légers.

Pourtant un maître intelligent qui combattra le trouble à sa source obtiendra des résultats satisfaisants. Si le larynx est en faute, il faut le surveiller; si la langue est seule coupable, on dirigera le traitement vers elle. A diverses époques on a proposé des plans ; comme toujours, chaque inventeur a prétendu que le sien était la perfection même et qu'il était applicable à tous les cas. L'expérience a démontré à la plupart d'entre nous qu'aucun n'est infaillible, qu'aucun ne peut réussir contre n'importe quelle espèce de balbutiement. Le manque d'espace ne me permet pas d'insister longuement sur les différentes méthodes préconisées. On les divise en gymnastiques et en mécaniques ; les premières ont pour but de donner aux élèves le pouvoir de contrôle sur les organes de la parole par des exercices réguliers ; la seconde prétend arriver au même résultat à l'aide d'appareils mécaniques qui élèvent ou abaissent la langue.

Ces plans réussissent tant que l'élève est encouragé et soutenu par un maître enthousiaste. Quand la cure est complète et que le sujet est abandonné à lui-même un désastre survient: c'est le cas du nageur habitué à se tenir sur l'eau avec une ceinture de liège. Je crois cependant qu'on peut obtenir un bon résultat avec un traitement persévérant, à la fois moral et physique. Pour moi les prétendus empêchements sont plutôt dus à la faiblesse de l'impulsion volontaire qu'à un défaut proprement dit des organes phonateurs. La volonté existe, mais ses ordres sont imparfaitement transmis ou imparfaitement exécutés. Dans un des pires cas de bégaiement que j'aie rencontrés, l'émission de la voix était toujours améliorée par de petites doses de strychnine tandis que le tabac exagérait le défaut [1]. Il me paraît probable que le balbutiement serait moindre si l'on parlait toujours fortement ; comme il faut faire un plus grand effort, on arrive à une action plus harmonieuse de l'appareil musculaire.

Les bègues et ceux qui balbutient éviteront soigneusement la société des gens atteints de la même difformité qu'eux ; les enfants seront placés de préférence avec des personnes sans défauts, ni difficultés de parole. On dit que l'éloquent Basile prit un tel ascendant sur l'esprit de ses jeunes auditeurs, qu'ils s'efforçaient de copier son accent et ses manières en parlant. La même chose arriva à Oxford lorsque le cardinal Newman occupait la chaire de Sainte-Marie.

Il y a chez certains enfants comme chez certains adultes une mimique inconsciente, des tics qui accompagnent ou n'accompagnent pas la parole. Je connais des gens tellement sensibles sous ce rapport qu'on peut reconnaître à une légère modification de leur accent s'ils sont restés quelques semaines en Écosse ou en Irlande. L'habitude de vivre ensemble fait qu'il s'établit une certaine similitude entre le mari et la femme dans l'expression ordinaire de la physionomie. Dans certaines affections du système nerveux, comme la chorée, et surtout l'hystérie, l'imitation est un facteur si puissant qu'on ne permettra

1. La strychnine est un stimulant, tandis que le tabac est sédatif du système nerveux.

jamais à une fillette sujette à des attaques de rester dans une école. Si nous tenons compte de tout cela, il est évident qu'il n'y a rien de pis pour les enfants que de les laisser dans la compagnie de bègues ou de balbutieurs.

L'étude des différents moyens de corriger les maladies et difformités de l'articulation brièvement indiquées ne saurait rentrer dans notre cadre. Les divisions congénitales de la voûte palatine peuvent être guéries chez les jeunes sujets par une opération ; chez les personnes plus âgées on y remédie à l'aide d'une pièce artificielle (un obturateur). Les amygdales augmentées de volume [1], les productions pathologiques du larynx ou de l'espace nasopharyngien, les polypes, les épaississements de la muqueuse couvrant les os spongieux peuvent être enlevés ; on corrige les déviations de la cloison, il faut faire l'ablation des glandes sublinguales hypertrophiées. On raccourcira les luettes trop longues si elles produisent des inconvénients par suite de frottements répétés sur le dos de la langue, ou en pendant vers le larynx, si elles causent une irritation permanente, de la toux et même du malaise. Il y a beaucoup de préjugés dans le public et dans le monde médical relativement à la résection de la luette. Les uns regardent l'opération

---

1. On a cru qu'il existait toutes sortes de sympathies entre ces petites glandes et des organes éloignés de telle sorte qu'on y regarde beaucoup avant de les faire enlever. Je n'ai jamais vu cette ablation avoir autre chose que de bons effets pour la vie et la santé générale.

comme une panacée capable de guérir toutes les maladies de la gorge; les autres la rejettent avec un égal enthousiasme, comme si la luette était un organe d'une telle importance que chaque atome en est sacré. La vérité est entre ces extrêmes. Je suis opposé à ce que l'on coupe la luette aussi bien que n'importe quelle partie du corps pour l'amour de l'art, mais je n'hésite pas à en enlever un morceau lorsqu'il produit constamment des accidents. Je ne parle bien entendu que de l'amputation partielle car on n'a jamais enlevé toute la luette. Une telle mutilation exerce une influence fâcheuse sur la voix parce que la fermeture de l'orifice postérieur des fosses nasales est imparfaite. Les dents manquantes devront être remplacée par des dents artificielles bien adaptées. Beaucoup de personnes font des objections estimables sans doute à l'usage des choses fausses, mais la nécessité de réparer les ravages du temps et de la maladie, prime tout en ce qui concerne les dents; si un homme veut parler ou manger convenablement il faut qu'il en ait. Je crois pourtant dans l'intérêt de mes lecteurs devoir donner un petit conseil aux porteurs des dents artificielles: qu'ils ne manquent jamais de les enlever lorsqu'ils se mettent au lit. L'angine des ecclésiastiques dépend en grande partie d'un mode défectueux d'émission de la voix, l'abus surtout s'il est intermittent la produit également. Les *clergymen* ne sont point du reste les seules personnes qui en souffrent, les maîtres d'école, les lecteurs, les crieurs, etc., sont plus ou moins sujets à la maladie. Hullah conclut de sa rareté parmi les acteurs qu'elle tient plutôt au défaut qu'à l'excès d'exercice de la voix [1]. Il faut d'abord tenir compte je crois de ce que les acteurs ne parlent presque jamais plus de une ou deux heures dans la soirée, tandis que les pasteurs se servent de leur voix pendant toute la journée du dimanche. Pour les maîtres, il faut prendre en considération la difficulté du travail. Ils s'adressent au milieu du bruit et des chuchotements, à des auditeurs inattentifs. Autre chose est de parler dans ces conditions et de parler sur le théâtre. Là, tout stimule l'acteur ; les applaudissements le dédommagent de l'effort qu'il est obligé de faire, la passion même simulée produit pendant un certain temps l'insensibilité à la fatigue. La différence est comparable à celle qui existe entre un cheval de course et un cheval de fiacre surmené.

Le traitement de l'angine des ecclésiastiques est l'affaire du médecin ; celui-ci ne peut pas du reste obtenir grand'-chose s'il ne réussit pas à amener son malade à cesser pendant quelque temps de se servir de sa voix. Dans la plupart des cas il faut entreprendre à nouveau l'éducation vocale du patient. La sécheresse de la gorge, dont ils se plaint comme d'un symptôme très pénible, peut être adoucie par des pastilles de chlorate de potasse, ou des gouttes acidules [2]. Outre leur effet émollient, ces substan-

---

1. Op. cit. p. 21.

2. Les tablettes comprimées de Wyeth sont excellentes pour cela, d'autant plus qu'elles sont assez petites pour qu'on puisse les garder dans la bouche en parlant.

ces, en agissant comme corps étrangers, provoquent les secrétions locales.

Un autre inconvénient moins connu du public, mais tout aussi désagréable, c'est ce que Mandl appelle la fatigue de la voix [1]. Il n'y a pas de maladie proprement dite, mais un certain degré de congestion et de relâchement; on éprouve un sentiment de faiblesse et de lassitude pour parler parfois la chose est impossible. Quand malgré tout on réussit à émettre un son, la voix est incertaine et faible, l'effort est fatigant, non seulement pour les organes, mais pour toute l'économie. Le trouble mental est quelquefois très grand : l'orateur éprouve une véritable angoisse tant il redoute que la voix vienne à lui manquer. Cet état hâte souvent la catastrophe ; la crampe de l'orateur représente un degré plus marqué de ce désordre ; les muscles perdent le pouvoir de se contracter (c'est ce qui arrive pour un fil de caoutchouc trop tendu), ou bien ils ne se contractent plus que d'une manière irrégulière, indépendante de la volonté, parfois en opposition avec elle. Des conditions analogues se rencontrent dans les parties qui ont été surmenées, par exemple dans les muscles de la main chez les personnes qui écrivent beaucoup (crampe des écrivains), dans ceux de l'accomodation, lorsque par la nature même de son travail on est obligé de regarder constamment de petits objets surtout à la lumière artifi-

---

1. *Hygiène de la voix parlée ou chantée,* 2e édition. Paris, 1879, p. 1.

cielle. Dans les cas de fatigue de la voix, le principal remède est le repos absolu sans cela, toute médication est inutile. Un traitement approprié peut pourtant beaucoup servir en hâtant la guérison et en la rendant plus complète et plus durable, mais il est inutile d'insister sur ce sujet dans un traité populaire. Le malade peut facilement aider son médecin en évitant ce qui entraverait le traitement, comme l'usage hâtif et peu judicieux de la voix, le surmenage physique ou intellectuel, les remèdes empiriques inutiles ou mauvais, parfois capables de produire un soulagement momentané, qu'on paiera fort cher à cause de la réaction qui suivra. Parmi les principaux obstacles à l'émission des sons, je dois citer l'impatience nerveuse, l'anxiété, l'agitation, à laquelle le malade doit s'opposer de tout son pouvoir. Je suis persuadé qu'avec le temps et la persévérance on arrive à guérir tous les cas de ce genre : quand les patients auront acquis eux-mêmes cette conviction, leurs souffrances seront singulièrement diminuées.

Parmi les autres adjuvants mentionnons les frictions et le support mécanique du larynx. Une bonne manière d'appliquer le premier procédé, consiste à éponger avec de l'eau tiède le voisinage de la pomme d'Adam; puis avec de l'eau froide acidulée d'un peu d'eau de Cologne. On appliquera ce procédé pendant quelques minutes, et on essuiera la peau avec une serviette assez rude; d'autres manipulations sont utiles : ainsi on pourra pétrir les côtés du larynx et les pousser en haut et en bas avec les doigts. Il faut bien comprendre que ces manœuvres ne doivent pas être violentes, mais assez fortes pour qu'elles puissent être senties jusque dans les parties profondes du cou. Le larynx peut être fixé pendant la parole avec les doigts ou un support consistant en un bandage élastique muni de deux petites pelotes pressant sur les côtés du cartilage thyroïde. Certains bandages cervicaux sont pourvus d'un appareil qui fait passer un courant électrique continu à travers les muscles intéressés. On ne doit jamais porter un tel instrument sans avoir pris l'avis d'un médecin compétent; il faut même apporter un certain soin dans le choix car beaucoup ne sont que de simples joujoux ou quelque chose de pis. Rappelons-nous également qu'il faut beaucoup d'attention et d'habileté pour maintenir en activité un appareil bien construit.

Une saison à Aix-les-Bains est utile dans le cas de congestion chronique et de relâchement des organes de la voix; la cure du Mont-Dore protège spécialement contre les catarrhes d'hiver, propres aux gorges faibles ou surmenées.

§ V

HYGIÈNE SPÉCIALE DES ORATEURS.

Les règles données pour les chanteurs leur sont applicables. La voix sera d'autant meilleure que la santé générale sera plus satisfaisante, surtout lorsqu'un effort prolongé est nécessaire. Il faut éviter tout ce qui peut irriter une membrane aussi délicate que la muqueuse du larynx ; on ne doit rien négliger pour apprendre l'art d'employer la voix de la manière la plus avantageuse. C'est là la pierre angulaire de l'hygiène vocale ; sans elle, tout est inutile. Il est clair que les organes sont soumis à un effort beaucoup moindre, lorsqu'on reste sur les notes moyennes, c'est-à-dire dans les tons les plus faciles et les plus naturels pour l'orateur. Les sensations individuelles sont dans une certaine limite le meilleur guide ; mais elles ne sont en aucune manière infaillibles, nulle part on ne reconnaît mieux l'habileté du maître que dans son pouvoir d'enseigner à l'enfant le moyen de découvrir le ton naturel de sa voix.

L'orateur doit se placer dans la position la plus favorable au libre jeu des organes de la parole. Un acteur peut être obligé, par suite des nécessités même du drame, à parler dans des attitudes aussi gênées que possible, à déguiser sa voix, à chuchoter, mais un prédicateur ou un orateur n'ont aucune excuse pour ne pas donner à la voix tous ses avantages. Le corps doit être droit comme celui d'un soldat au port d'armes, la tête levée, le thorax dilaté ; on évitera les cols et les cravates qui serrent le cou et dont la *haute gomme* de notre temps aime tant à se parer. Doit-on lire ? on placera devant soi le livre ou le document de manière à pouvoir le parcourir sans baisser la tête, au point que le menton touche la poitrine comme on le fait trop souvent. La voix sera lancée pour ainsi dire jusqu'aux extrémités de l'auditoire : à droite, à gauche, dans les limites du champ visuel, mais il ne faut pas tourner le corps tantôt d'un côté tantôt de l'autre. L'orateur n'oubliera jamais que la nature *os homini sublime dedit ;* il regardera toujours l'assistance bien en face. On ne doit pas parler les yeux baissés si l'on ne veut employer l'artifice familier du rusé Ulysse, qui affectait au début de ses discours la modestie et l'hésitation pour mieux se concilier ses auditeurs. Il n'y a pas de meilleur moyen de s'assurer leur silence et leur attention, que de commencer à un diapason tel qu'ils aient besoin de faire quelques efforts pour entendre ; en outre, ce procédé permettra d'aller plus longtemps. Il faut qu'un homme, obligé de faire un long discours, ménage aussi soigneusement ses ressources qu'un coureur pendant la première partie de sa course.

Brouc [1] déclare qu'il faut garder complètement le silence pendant le jour lorsqu'on doit se servir de la voix le soir. Ce conseil judicieux s'adresse surtout aux acteurs, mais s'il est bon pour eux, il doit l'être pour tous les orateurs. Pour moi je ne crois pas que cette réminiscence des règles de La Trappe fût bien utile quand même on l'appliquerait à la lettre. Que la voix ne soit pas fatiguée par la déclamation, la conversation sur un ton élevé dans les rues, dans les voitures publiques ou les trains, c'est tout ce qu'il faut ; le silence absolu serait plus nuisible qu'utile.

Je n'ai pas besoin de répéter ce que j'ai déjà dit à pro-

1. *Hygiène philosophique des artistes dramatiques.* Paris 1836, p. 250.

pos de l'aide que la thérapeutique médicale peut fournir à la voix. Chaque orateur a son spécifique, depuis le
verre d'eau spartiate jusqu'aux décoctions plus ou moins
complexes. Les hygiénistes ont tout condamné, le verre
d'eau lui-même n'a pas échappé à l'anathème. Peu de
professeurs oseraient faire face à un auditoire sans voir au
moins leur liquide favori ; je ne crois pas qu'il soit bon de
suivre l'exemple d'une actrice bien connue dont la retraite
a récemment privé la scène anglaise d'un de ses membres
les plus séduisants. Cette dame buvait un verre d'eau
glacée immédiatement avant d'aller au théâtre. Sans parler d'un choc produit dans la sphère des nerfs laryngés, la
réaction amènerait selon toute probabilité, dans des organisations moins exceptionnelles, un certain degré de congestion qui nuirait beaucoup à la clarté de la diction. On ne
peut pas répéter trop souvent ni avec trop de force que
des mesures violentes (car des mesures de cette nature sont
violentes lorsqu'on les applique à des parties aussi délicates que la gorge) doivent être proscrites même lorsqu'elles donnent un soulagement temporaire, parce qu'elles
sont suivies d'inconvénients graves et parfois de maladies.
Un autre argument de valeur en faveur de l'abstention,
c'est qu'il est parfois impossible à l'orateur au bout
d'un certain temps de recourir à de pareilles mesures.

Les sédatifs peuvent être nécessaires pour diminuer
l'excitation que l'on rencontre communément même chez
les orateurs les plus exercés et qui peut arriver à un tel
point qu'ils sont incapables de se rendre justice. J'ai

déjà parlé des effets bienfaisants qu'ont les boissons toniques ou sédatives prises quelque temps avant que l'on parle, le grand chirurgien physiologiste John Hunter, ne pouvait jamais s'adresser à un auditoire d'étudiants sans prendre une potion préparatoire ; un soin spécial est nécessaire après un discours, il ne faut pas exposer la gorge à l'air froid en quittant le théâtre ou la salle de réunion. Le larynx se trouve en un état de congestion qui l'expose à s'enflammer sous l'influence de la moindre cause. Il faut qu'un bon repas suive un effort prolongé, mais les mets chauds ou épicés qui, comme nous l'avons déjà dit, sont toujours nuisibles, doivent être évités surtout dans ces conditions par la raison que nous avons donnée. En fait, toutes les précautions dont j'ai parlé dans les différentes parties de ce travail, contre les irritants atmosphériques et autres (milieux confinés, fumée de tabac, etc.), sont doublement nécessaires lorsque le larynx est congestionné et fatigué par un grand effort.

§ VI

CONCLUSIONS.

En arrivant à la conclusion, je dois surtout rappeler à mon lecteur que j'ai parlé en médecin. Je ne veux rien usurper des fonctions du maitre de chant ou de l'orateur ; je n'ai pas le pouvoir de donner le mérite artistique aux voix que la nature a faites rauques et désagréables. Mon but a été simplement de fournir, à ceux qui parlent ou chantent en public, un guide pratique

en ce qui touche aux *maladies* de la voix et de leur indiquer le moyen de les prévenir. Je sais bien qu'en pratique
les règles que j'ai posées ne seront pas toujours suivies;
peut-être n'est-il pas bien désirable qu'elles le soient. Personne, excepté peut-être le Dr Richardson, n'a jamais eu
une vie absolument irréprochable au point de vue hygiénique; il est probable que l'on trouverait quelque chose à
reprendre chez les membres mêmes des sociétés d'hygiène
s'ils étaient rigoureusement examinés. Thackeray fait
observer qu'un médecin qui écrit un livre sur le régime
est presque toujours un bon vivant; aux banquets médicaux on est certain de voir les écrivains qui font autorité
en matière de goutte et d'obésité se mettre en contradiction
avec leurs austères préceptes. Outre les méchancetés de
la nature qui se plaît à rompre trop souvent le mariage de
raison existant entre les principes et la pratique, il y a peut-
être un plus noble sentiment au fond des révoltes contre
les dogmes hygiéniques. C'est une réaction inconsciente
contre ce fanatisme sanitaire qui voudrait nous enlever les
uns après les autres les douceurs et les agréments de notre
vie déjà si triste. Il ne faut pas oublier en fin de compte
que le meilleur des présents de la Fortune, la santé, n'est
pas par elle-même un but mais un moyen de mener à
bien les nobles et utiles travaux que nous devons faire en
ce monde. Seule, la santé serait trop chèrement achetée
par le sacrifice de tout ce qui fait le charme de la vie. Celui dont l'hygiène serait l'unique guide ne sera jamais un
héros; le héros agit bien souvent sans se préoccuper

de ses lois. Il ne faut pourtant pas aller trop loin dans ce sens; une nourriture mal appropriée brisera l'homme le plus courageux, et la maladie rendra ses qualités morales inutiles. Comme lui, le chanteur artiste devra se ménager s'il veut donner tout ce dont il est capable. On peut dire, pour la voix, ce que Rousseau disait de la vertu : si on ne peut la conserver que par la rigoureuse observation des lois hygiéniques, elle ne vaut vraiment guère la peine de l'être.

L'homme qui fait passer avant toute autre la question de son bien-être physique ne sera jamais qu'un valétudinaire. En faisant allusion à un élément de faiblesse dans l'évangile moderne de la santé [1], je ne voudrais pas qu'on pût croire que j'ai l'intention de déprécier les enseignements que donne cette science. Il est bon, pour le navigateur hardi, de connaître les récifs de la côte et les dangers de la mer. Cette connaissance ne devra pas l'engager sans doute à passer une vie inoccupée et inutile sur le rivage mais elle lui permettra d'éviter une destruction prématurée ; c'est la même chose pour le vocaliste. L'hygiène lui a appris ce qui peut nuire à sa voix ou la ruiner; il reste à chacun à décider quels risques il devra courir pour l'amour de l'art et le soin de sa réputation. J'ai essayé de présenter d'une manière aussi lucide que possible les principes généraux de préservation de la voix, et les points les plus importants de détail pratique, l'ap-

---

1. Résumé dans la parodie électorale du prêcheur de lord Beaconsfield. *Sanitas sanitatum omnia sanitas.*

plication individuelle est laissée aux intéressés. Sans doute les ténors de salon seuls ont besoin de suivre à la lettre les prescriptions de l'hygiène, mais les organisations les mieux douées ne peuvent pas longtemps mépriser impunément les lois naturelles.

APPENDICE I

ANATOMIE DES ORGANES VOCAUX

Poumon. — Respiration, larynx, pharynx, bouche, voile du palais
luette, piliers du voile du palais. — Amygdales. — Passages nasaux. — Langue.

La connaissance de l'anatomie ne peut pas transformer
en bon un mauvais chanteur; cependant il est nécessaire
pour qu'il puisse conserver tout en ordre qu'il sache à peu
près comment est fait l'instrument dont il se sert. La puissance motrice ou le courant d'air qui met les cordes vocales en vibration, est fournie par les poumons. Ce sont deux
organes spongieux, de forme conique, dont la base correspond à la partie inférieure de la poitrine dont le sommet se trouve à l'origine du cou, en arrière de la clavicule.
Ils remplissent la cavité thoracique en même temps que
le cœur. On comprendra même la structure du poumon si

nous traçons la marche suivie par l'air inspiré lorsqu'il a franchi le larynx. Au-dessous de la pomme d'Adam, il entre dans la trachée un tube assez court, qui pénètre dans le thorax, et se divise en haut en deux autres plus petits (bronches). Chaque rameau se détache du tronc principal à angle obtus et se dirige obliquement en bas et en dehors, dans le poumon. Il se subdivise ensuite en tubes plus petits, qui pénètrent dans l'épaisseur même du poumon, jusqu'aux vésicules pulmonaires. Nos lecteurs peuvent se figurer chacune d'elles comme une bulle de savon extrêmement ténue. Une vésicule ou un groupe vésiculaire communiquent par une petite ouverture avec les dernières divisions des canaux bronchiques. Les parois de ces cellules sont minces, élastiques, et dans leur épaisseur même on trouve un réseau délicat de petits vaisseaux appelés capillaires. C'est là qu'a lieu la phase réellement vitale de la respiration, c'est-à-dire la purification du sang ; elle consiste essentiellement en un échange de gaz entre le sang et l'air ; le premier cède les matières récrémentitielles qu'il contient et reçoit en retour de l'oxygène frais. Par suite de cela il est d'une extrême importance qu'une quantité convenable d'air pur nous soit fournie de manière à donner une dose suffisante d'oxygène pour revivifier le sang. Une pièce dans laquelle sont réunis un certain nombre d'individus devient vite un milieu « puant » si les fenêtres et les portes sont closes, ce fait indique que l'oxygène a notablement diminué et que sa place a été prise par de l'acide carbonique exhalé par les poumons, de telle sorte que la purification du sang est imparfaite. La respiration de l'air devenu impur, lorsqu'elle dure trop, longtemps conduit à l'asphyxie et à la mort, mais avant d'en arriver là elle produit beaucoup de malaise et de douleur, la susceptibilité au froid, la langueur, le mal de tête et la dépression nerveuse.

Je n'ai pas à m'occuper autant de la partie physiologique que de la partie mécanique de la respiration. Outre leur fonction principale, la purification du sang, les poumons représentent la chambre à air de l'instrument vocal, ils poussent par la trachée vers le bord inférieur rétréci du larynx, un courant qui met en vibration les cordes vocales et produit un son. L'air par l'inspiration distend les vésicules pulmonaires ou cellules à air ; il est chassé par la contraction des parois élastiques de ces vésicules. L'inspiration est complexe, elle peut s'effectuer de différentes manièies, isolées ou combinées. Toutes tendent à augmenter la capacité de la cage thoracique, de manière à permettre la libre expansion des poumons lorsqu'ils se remplissent d'air. L'agent de ce qu'on pourrait appeler le mode naturel de la respiration est un large muscle appelé diaphragme, (frontispice 1. et fig. 14 d) qui divise en deux parties, le thorax et l'abdomen, la cavité totale du tronc. Le diaphragme quand il est en repos est convexe en haut de manière à faire dans la cavité thoracique une sorte de dôme sur lequel reposent les poumons, tandis que

sa face inférieure regarde l'abdomen. En se contractant ce muscle descend vers cette dernière cavité de manière à rendre presque plat le plancher du thorax, et en
laissant un espace suffisant pour l'augmentation du

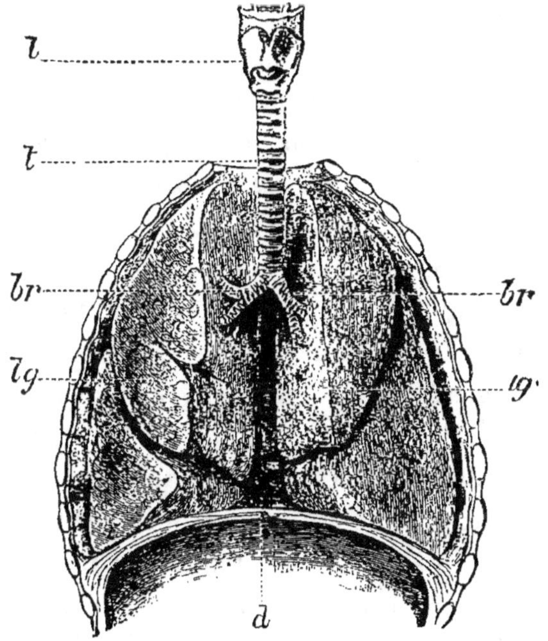

Fig. 14. — Organes de la voix.
l larynx ; *t* trachée ; *br* bronches ; *lg* poumons ; *d* diaphragme.

volume des poumons dilatés. Dans l'expiration, le diaphragme revient à sa condition première, on appelle diaphragmatique ce type de respiration. L'action du diaphragme est aidée par l'élévation de l'expansion partielle
des côtes (Voy. fig. 14) qui, avec le sternum, constituent

la charpente osseuse du thorax, en forme de cage. Chaque paire de côtes est pourvue de deux ordres de fibres musculaires agissant en sens inverse. La respiration à l'aide des côtes s'appelle costale ; elle est commune chez les femmes qui ne peuvent guère se servir que des côtes supérieures parce que les côtes inférieures sont fixées en parties par la pression des corsets. Dans les inspirations violentes, la clavicule est soulevée par les muscles du cou qui viennent en aide à ceux qui agissent sur les côtes. Cette forme d'inspiration est appelée claviculaire. Dans les trois modes sont compris tous les moyens que nous avons à notre disposition pour prendre du souffle ; il est important pour tous ceux qui se servent de leur voix de bien les comprendre. La respiration claviculaire est rarement employée sauf dans certaines conditions morbides et durant les exercices violents [1]. Pour obtenir toute leur puissance, les mains tiendront solidement un objet fixé de manière que la clavicule puisse avoir un support par l'intermédiaire de l'omoplate. Quant on parle de respiration costale ou diaphragmatique, il faut toujours se souvenir qu'à l'état normal, l'homme emploie simultanément les deux méthodes ; que l'une aide et complète l'autre. Les termes sont relatifs, ils indiquent simplement que l'un ou l'autre type

1. La force avec laquelle la clavicule peut être soulevée est montrée par le fait relaté par le Dr Walsh (Chant dramatique, London, 1881, p. 15). Rubini se serait fracturé la clavicule en donnant une note élevée.

prédomine chez un individu à un moment donné.

On appelle quelquefois avec une parfaite absurdité d'expression le larynx la boîte à la voix, comme si c'était un de ces ingénieux outils sur lesquels on peut moudre une mélodie métallique ; je préférerais, si l'on tient absolument à le comparer à quelque chose, qu'on parlât d'un coin creux droit à sommet antérieur. C'est en réalité une expansion de la partie supérieure de la trachée, en haut de laquelle il est placé comme un entonnoir sur un tonneau. L'extrémité supérieure élargie est pourvue d'une lèvre autoclave, tandis que l'extrémité inférieure se continue avec la trachée, et par son intermédiaire avec le poumon. Tout autour de cette extrémité inférieure, le larynx présente une forme triangulaire à ouverture supérieure ; le sommet est naturellement en avant. Les parois sont formées en grande partie par des pièces de cartilage de volume et de forme variables, tenues ensemble par des muscles et d'autres tissus mous ; le tout est couvert par une membrane lisse, humide, semblable à celle que l'on voit dans la bouche. Le cartilage inférieur, celui qui se trouve immédiatement au-dessus de la trachée, est appelé cricoïde (Fig. 15 cc), il est presque circulaire, et ressemble à un anneau dont la surface la plus élargie correspond à l'arrière et présente d'habitude un diamètre suffisant pour permettre de placer le doigt d'un adulte. Au-dessus se trouve le cartilage thyroïde, qui forme les parties antérieure et latérale du larynx (Fig. 15 tc). Ses deux parties latérales ou ailes sont réunies en avant à angle aigu et forment en avant la pomme d'Adam. Une entaille dont la profondeur varie suivant les individus, mais qui pourtant est plus marquée d'habitude chez l'homme que chez la femme, sépare les ailes à la partie supérieure de l'angle où elle se réu-

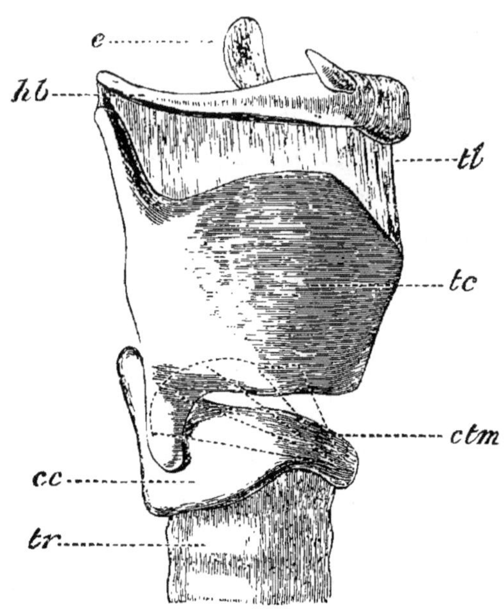

Fig. 15. — Vue latérale extérieure du squelette du larynx et de l'os hyoïde.
e épiglotte ; *hb* os hyoïde ; *tl* ligament thyro-hyoïdien ; *tc* cartilage thyroïde ;
cc cartilage cricoïde ; *ctm* muscle crico-thyroïdien ; *tr* trachée.

nissent ; elles sont largement écartées en arrière et se prolongent de haut en bas en formant ce qu'on appelle les cornes supérieures et inférieures du cartilage thyroïde. Par celles-ci, il s'articule avec le cricoïde et forme des jointures permettant le glissement des surfaces l'une sur l'autre. Les cartilages aryténoïdes (fig. 16 ac) sont deux petits corps pyramidaux placés de chaque côté, en arrière du sommet du cartilage cricoïde (fig. 16).

La base de la pyramide repose sur le cricoïde et s'articule avec lui par une jointure qui permet des mouvements dans différentes directions. Les trois angles de la base sont dirigés en dedans, en dehors et en avant. Les deux derniers prolongements présentent une importance particulière. L'apophyse antérieure sert d'attache à l'extrémité de la corde vocale correspondante ; c'est à cause de cela qu'on l'appelle apophyse vocale, tandis que l'angle externe de la base forme le bras du levier à l'aide duquel sont exécutés la plupart des mouvements qui appartiennent au larynx. Au sommet du cartilage aryténoïde, on trouve une petite pièce arrondie, appelée du nom de celui qui l'a découverte, cartilage de Santorini. En outre dans le feuillet muqueux de la membrane conduisant à l'épiglotte, se trouve un nodule appelé cartilage de Wrisberg (du nom du premier anatomiste qui l'a décrit) (fig. 5 c W). Ces petits corps cartilagineux servent à donner de la force à l'orifice muqueux du larynx, absolument comme les baleines soutiennent le tissu du corset.

L'épiglotte, qui présente la forme d'une feuille (fig. 15 e) (fig. 17 e), est située entre la base de la langue et l'orifice du larynx ; elle forme un opercule qui s'ouvre assez pour permettre le libre passage de l'air inspiré, en même temps qu'elle ferme l'extrémité des conduits aériens pendant la déglutition, de manière que la masse alimentaire puisse s'engager sans difficulté dans l'œsophage (fig. 18 oe) voir

aussi le conduit qui se trouve derrière la trachée dans la
frontispice). L'organe essentiel de la voix est renfermé dans
la cavité circonscrite par les cartilages indiqués ci-dessus ;
il consiste en deux lèvres membraneuses, ordinairement
appelées cordes vocales qui se dirigent d'avant en ar-

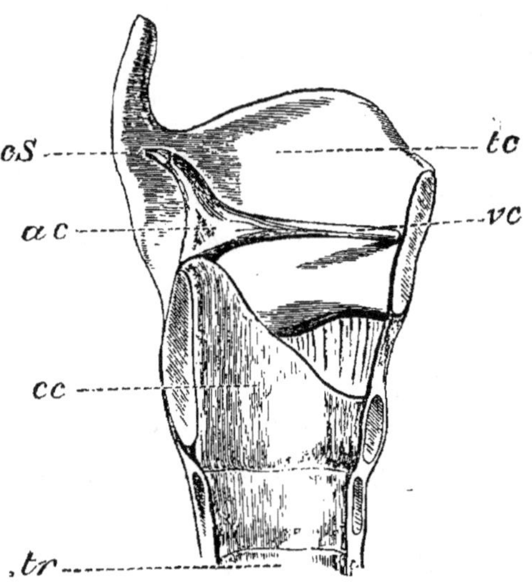

Fig. 16. — Vue latérale intérieure d'un squelette du larynx dont l'épiglotte a été
enlevée

tr cartilage thyroïde ; *ac* cartilage aryténoïde ; *cS* cartilage de Santorini ; *vc* corde
vocale ; *cc* cartilage cricoïde ; *tr* trachée.

rière (fig. **17** *rvc* et *lvc* et fig. **18** *vc*.) En avant, ils sont attachés immédiatement en arrière de la pomme d'Adam, à
la partie interne de l'angle formé par la jonction des deux
ailes du cartilage thyroïde ; et derrière à l'apophyse vocale
du cartilage aryténoïde (fig. **18** *vp*), Les deux cordes se réunissent en avant, et s'écartent un peu en arrière. Le long

du bord externe de chacune d'elles court le muscle thyro-
aryténoïdien, solidement fixé à la membrane par quelques-
unes de ses propres fibres. L'espace placé entre le bord

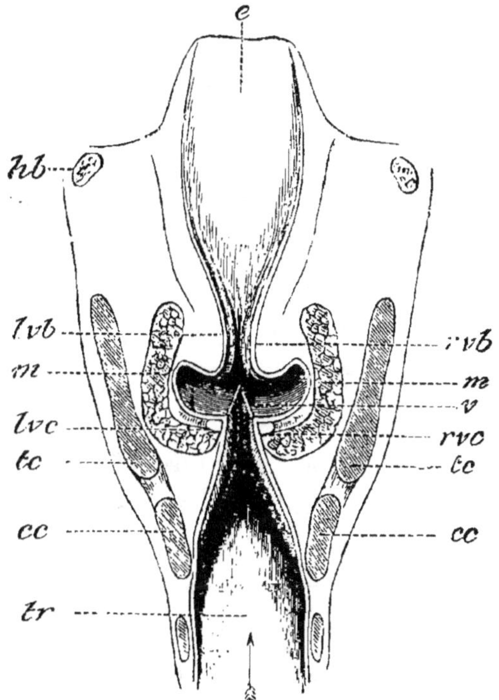

Fig. 17. — Coupe verticale transversale du larynx (d'après une section faite par
le Dr Norris Wolfenden)
e épiglotte ; *hb* os hyoïde ; *lvb* bandelette ventriculaire gauche ; *m* section de
plusieurs muscles étroitement réunis ; *v* ventricule ou cul-de-sac ou larynx :
lvc corde vocale gauche ; *rvc* corde vocale droite ; *tc* cartilage thyroïde ;
cc cartilage cricoïde ; *tr* trachée.

externe de ce muscle et la surface interne du cartilage
aryténoïde est pourvu de tissu conjonctif lâche, de telle
sorte que la corde vocale n'est pas une corde à proprement parler, mais tout simplement le bord libre d'une

membrane saillante. La partie supérieure est plus large que le reste, de telle sorte que les bords internes s'avancent l'un vers l'autre. Elles sont constituées par un tissu élastique très fin, mélangé à une certaine quantité de substance fibreuse. Il existe un nombre presque infini de différences individuelles relativement à la longueur, à l'épaisseur, à l'élasticité absolument comme pour toutes les autres parties du corps. Les cordes vocales et les cartilages aryténoïdes placés derrière eux circonscrivent un petit espace formant l'ouverture connue sous le nom de glotte ; les bords libres des cordes vocales constituent les lèvres de la glotte ; c'est la vibration de ces lèvres qui produit la voix. La longueur de chaque corde ou lèvre vocale n'est guère plus de 1/2 pouce chez l'homme ; elle est un peu moindre chez la femme ; la glotte de l'homme a en réalité à peu près un pouce ; celle de la femme 3/4 de pouce. Immédiatement au-dessus de chaque corde vocale se trouve une petite poche ou ventricule ; sa taille est variable, tantôt c'est une simple fente ; dans d'autres cas elle est assez large pour que la pointe du doigt puisse y entrer.

Les cordes vocales limitent l'orifice inférieur de cette ouverture, tandis que le supérieur est circonscrit par deux membranes plus étroites, appelées souvent fausses cordes vocales, et auxquelles j'ai donné le nom, il y a déjà quelques années, de bandelettes ventriculaires (fig. 17 *rvb lvb*), employé maintenant par presque tout le monde. C'est le bord inférieur d'un repli membraneux s'étendant de l'épiglotte aux cartilages aryténoïdes en complétant la paroi latérale de la portion supérieure du larynx. Toutes ces parties constituent le squelette de l'organe ; il ne nous reste plus à décrire que les muscles qui rapprochent ou écartent les cartilages et produisent cette étonnante variété de qualité de ton, d'intensité de la voix avec lesquels chacun est familiarisé en ce qui le concerne, lui et son cercle limité d'amis. Les muscles du larynx sont de petits faisceaux charnus s'attachant à différentes parties du squelette, qui par leur contraction et le raccourcissement de leurs fibres, rapprochent leurs extrémités l'une de l'autre. Ainsi il y a de chaque côté un muscle (crico-thyroïdien qui se dirige en arrière et en haut du cartilage cricoïde au bord inférieur et arrive jusqu'à la corne du thyroïde. Un autre l'aryténoïdien passe en arrière du larynx d'un cartilage aryténoïde à l'autre. Un troisième, le crico-aryténoïdien postérieur, s'étend de la partie postérieure ou chaton du cartilage cricoïde à l'apophyse extérieure du cartilage aryténoïde. Entre le même point du corps en question, ce dernier et le bord supérieur du cricoïde passe un autre petit muscle, le crico-aryténoïdien latéral. Un faisceau charnu, la membrane thyro-aryténoïdienne (fig. 18) passe en arrière du cartilage thyroïde, juste au-dessous de l'attache des cordes vocales, et elle s'étend horizontalement en arrière vers le cartilage aryténoïde. Ce muscle important, sur le côté externe de la portion membraneuse de la corde vocale et lui donne de la consistance et de la solidité. Ses fibres ont une disposition

compliquée, les unes sont attachées au cartilage aryténoïde, les autres au repli qui s'étend entre ce point et
l'épiglotte, d'autres à la substance même des cordes vocales. Ce muscle leur est en réalité attaché tout le long de
son parcours, absolument comme ceux qui mettent en

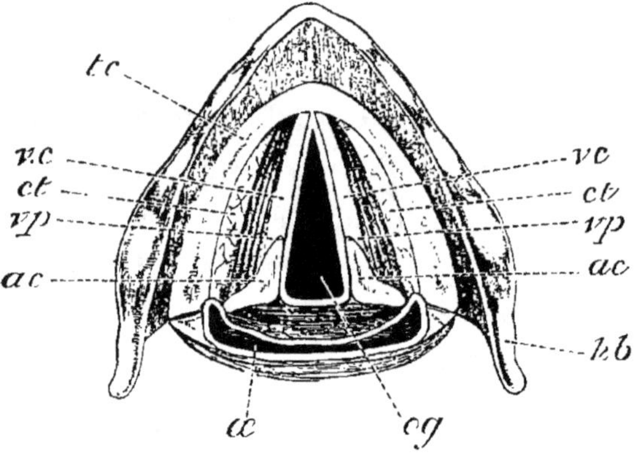

Fig. 18. — Glotte disséquée avec les parties qui l'entourent (vue d'en haut).
tc cartilage thyroïde ; *vc* cordes vocales : *ct* tissu conjonctif entre les cordes et la
paroi du larynx ; *vp* apophyse vocale antérieure du cartilage aryténoïde ; *œ* œsophage ; *hb* os hyoïde ; *og* orifice de la glotte. Les lignes sombres parallèles aux
lèvres de la glotte entre *vc* et *ct* représentent les fibres du muscle thyro-aryténoïdien.

mouvement, la bouche les narines ou les yeux, sont
attachés non seulement aux points qu'ils doivent tirer
mais encore aux téguments de la face dont ils modifient
la tension de manière à produire les différents jeux de la
physionomie. Le dernier muscle que nous ayons à men-
tionner est le dépresseur de l'épiglotte, attaché au cartilage aryténoïde, et au bout marginal correspondant
de l'épiglotte.

L'action de ces différents muscles est extrêmement compliquée, celui qui pourrait les décrire complètement et exactement diminuerait certainement le mystère qui entoure et a entouré jusqu'à ce jour le mécanisme de la production de la voix. Je ne m'occuperai que des points, peu nombreux d'ailleurs, qui sont hors de contestation. Ainsi, les cordes vocales sont étendues par la contraction des muscles crico-thyroïdiens [1], relâchés par celle des

1. Un coup d'œil sur la fig. 15 montrera que les muscles n'agissent pas directement sur les cordes vocales, mais sur les cartilages auxquels elles sont attachées. On croit d'habitude que l'effet est produit en poussant le cartilage thyroïde en bas, de manière à augmenter la distance existant entre lui et le cartilage aryténoïde en arrière, et ainsi d'étendre la corde vocale, en écartant un de ses points d'attache de l'autre. On sait aujourd'hui que c'est le cartilage thyroïde qui est poussé en avant à sa partie antérieure. Étant donnée sa forme circulaire, ceci entraîne l'abaissement des autres portions de sa circonférences, qui, nécessairement, entraîne elle-même le cartilage aryténoïde et l'attache postérieure de la corde vocale, étendue à cause de cela. Ce mode d'action du muscle crico-thyroïdien, proposé il y a longtemps comme une sorte d'énigme par un anatomiste ou deux, a été démontré expérimentalement par le docteur F.-H. Hooper, de Boston (Trans. Amer. laryngol. Ass. New-York, 1883, p. 118 et suiv.). Il a montré que deux facteurs sont en jeu dans la tension des cordes vocales : 1° le muscle crico-thyroïdien, de la manière qui vient d'être décrite ; 2° le courant d'air lui-même qui, dans la pression exercée par lui sur les lèvres de la glotte, élève le larynx en haut. Le cartilage cricoïde se meut relativement plus que le thyroïde, et, en conséquence, il est amené en haut et en avant tout près de lui. Ce mouvement, comme nous l'avons déjà vu, a pour effet de tendre les cordes vocales.

thyro-aryténoïdiens, tandis qu'ils sont approchés par les crico-aryténoïdiens latéraux et séparés par les crico-aryténoïdiens postérieurs. Lorsque pourtant ces derniers agissent en même temps que d'autres, ils jouent également le rôle de tenseurs. Grâce au muscle aryténoïde, les cartilages de ce nom sont tirés l'un vers l'autre, de manière à diminuer ou à fermer la fente glottique à sa partie postérieure. Enfin, l'épiglotte a été tirée par son muscle dépresseur sur l'ouverture supérieure du larynx ; D'autres muscles qu'il est inutile de décrire ici et tirent le larynx en totalité en haut ou en bas.

Leur action, importante sans doute, est auxiliaire dans la production de la voix.

Arrivons maintenant au troisième élément de l'appareil vocal, les appareils de résonnance. Les poumons fournissent le courant d'air, c'est-à-dire la puissance motrice, et règlent l'intensité du son. Le coefficient de vibration des lèvres vocales fixe le diapason, tandis que les chambres de résonnance donnent à la voix sa qualité particulière ou timbre. Étudions isolément chacune d'elles ; la première est la cavité thoracique, circonscrite par les côtes et plusieurs plans musculaires ; par une couche de graisse d'épaisseur variable recouverte elle-même par la peau ; ce diaphragme constitue son plancher. La poitrine a la forme d'un cône à base inférieure. Dans la cavité, on trouve, outre les poumons, la trachée et ses branches terminales, le cœur et les gros vaisseaux qui en partent ou y aboutissent. Il est placé entre les poumons ;

derrière lui, se trouve l'œsophage, canal conducteur des
aliments, qui se rend à l'estomac. Quand on met la main
sur la poitrine de quelqu'un qui donne une note élevée, on
peut sentir les parois vibrer fortement.

Immédiatement au-dessus des cordes vocales, se trouve
une autre chambre de résonnance, l'espace sus-glottique du
larynx. C'est la partie supérieure de la cavité en forme
d'entonnoir déjà décrite ; elle est limitée par l'épiglotte
et les membranes qui s'étendent entre ses bords et les
sommets des cartilages aryténoïdes (replis aryténo-épiglottiques). Ces points peuvent se rapprocher assez
pour couvrir presque complètement la glotte, ou rester
écartés. Au-dessus du larynx se trouve le pharynx qui
s'étend jusqu'à la base du crâne, s'ouvre dans la bouche
et, plus haut, communique avec les fosses nasales par
deux ouvertures appelées arrière-narines.

Les parois du pharynx, étant en grande partie musculaires, sont très contractiles, les dimensions et la forme
de la cavité sont susceptibles de sérieuses modifications
individuelles. Vient ensuite la bouche séparée par le
palais des fosses nasales. Ce dernier forme le plancher de
la cavité nasale et la voûte de la cavité buccale. En arrière,
se trouve le voile du palais, présentant un appendice de
longueur variable qui pend comme un rideau sur la
base de la langue : c'est la luette, la bête noire de beaucoup de gens, qui la regardent comme la source de
tous les maux pouvant intéresser la gorge. Le voile
du palais et la luette sont formés presque entièrement

d'un tissu musculaire, couvert par la membrane muqueuse ordinaire. Le rideau s'allonge ou se raccourcit, suivant que l'occasion le réclame, il est parfois rétracté et retourné comme un doigt de gant.

Bien qu'en règle générale la luette ne subisse pas l'influence directe de la volonté, on peut l'y soumettre en partie par une pratique assidue. Quand, à l'état de repos, elle pend verticalement en bas et quand la langue fait saillie à sa partie postérieure, une sorte de valve sépare la cavité de la bouche de celle du pharynx. Dans la respiration, le cours naturel de l'air inspiré se fait par le nez ; il arrive à la trachée. par l'intermédiaire du pharynx. Dans la déglutition, la valve à laquelle nous faisons allusion est ouverte par la séparation de la langue du voile du palais. Ce dernier est attiré en haut de manière à toucher la paroi postérieure du pharynx et à supprimer toute communication avec le nez. La fermeture est rendue plus complète par une projection légère de la paroi pharyngée sur la ligne médiane, en arrière. A ce niveau s'insère le voile du palais ; la partie postérieure et les côtés de l'espace en question sont en même temps pressés l'un vers l'autre par le muscle constricteur supérieur environnant la partie supérieure du pharynx et comprimant circulairement sa cavité lorsqu'il se contracte. Il est clair que dans ces conditions la pression exercée de bas en haut par une colonne d'air ne sert qu'à épaissir la valve naso-pharyngienne. Tout ce mécanisme est gouverné par la volonté, de telle sorte que les communications entre la bouche et le nez peuvent être supprimés complètement ou en partie. L'action du voile du palais dans le chant et la parole est de la nature la plus complexe; on ne connaît pas complètement ses mouvements, bien qu'ils puissent être parfaitement observés. J'ai essayé de faire comprendre son action fondamentale comme valve naso-pharyngienne; j'ai indiqué le rôle moins essentiel, mais toujours important, qu'elle joue en séparant à la manière d'une cloison imparfaite la bouche du pharynx. Il faut que celui qui exerce sa voix comprenne bien cette double fonction; les muscles qui servent à l'exécuter doivent être disciplinés comme les autres muscles de même ordre.

On appelle piliers du voile du palais (en latin *fauces*) des replis très visibles qui font saillie à l'intérieur du pharynx. Ce sont, en réalité, des prolongements du bord inférieur du voile du palais. Il y en a deux de chaque côté, un antérieur et un postérieur, s'écartant l'un de l'autre de haut en bas, à la manière d'un V renversé. Entre eux est placée l'amygdale ou tonsille. La partie de l'arrière-bouche correspondante est la plus étroite du pharynx et s'appelle isthme du gosier. Chaque pilier renferme un faisceau de fibres musculaires; celui du pilier antérieur, appelé palato-glosse, est en connexion avec la partie inférieure de la langue, tandis que le postérieur, palato-pharyngien, s'étend beaucoup plus loin en arrière; il est fixé d'une façon assez compliquée aux parois latérales du pharynx et la partie supérieure du larynx. Il est évident qu'étant donné le mode d'action de ces deux muscles, la langue et le pharynx doivent être d'importants facteurs de la production de la voix.

Les amygdales sont de petits corps glandulaires placés, comme nous l'avons dit, entre les piliers des voiles du palais de chaque côté. Elles sont parfois si profondément enfoncées dans la cavité formée par les piliers qu'elles sont presque invisibles, tandis que quand elles ont augmenté de volume par suite d'une altération pathologique, elles peuvent faire saillie au point de se toucher l'une et l'autre au niveau de la ligne médiane ; il est inutile de décrire leur structure. A l'œil nu, les amygdales ont l'apparence de corps arrondis, offrant à peu près la moitié du volume d'une châtaigne. Leurs surfaces présentent des dépressions correspondant à l'orifice de petits canaux qui se trouvent à l'intérieur. Leur usage n'a jamais été, que je sache, ni découvert ni deviné ; cependant différentes croyances superstitieuses relatives à leur utilité sont entrées profondément dans l'esprit populaire. Il y a quelques années, un homme connu, sinon tout à fait célèbre dans le monde médical, formula un sérieux réquisitoire contre la sagesse du Créateur, au sujet de l'existence même de ces excroissances inutiles.

Les cavités nasales sont au nombre de deux, avec une cloison intermédiaire. Chacune d'elles s'étend jusqu'à la base de l'encéphale dont elle est séparée par une lame osseuse, perforée comme un crible. A travers ces ouvertures, passent de minces filaments constitués par les divisions du nerf olfactif qui se terminent dans la muqueuse limitant le $\frac{1}{3}$ supérieur des fosses nasales. C'est dans cette partie du nez que siège surtout le sens de l'odorat ; les $\frac{2}{3}$ inférieurs forment un canal pour le passage de l'air. Il existe pour ainsi dire un système de tuyaux à eau chaude destinés à chauffer l'air avant qu'il pénètre dans le poumon. De la paroi externe des narines, se détachent trois petites feuilles osseuses recourbées, ayant la structure des os spongieux. Sur elles on trouve un réseau étroit des vaisseaux, de telle sorte qu'une quantité considérable de sang est renfermée dans un espace relativement limité. L'air, en passant sur cette collection de liquide chaud, est chauffé lui-même à un degré dont on peut avoir l'idée en comparant la sensation produite sur la face postérieure du pharynx par un courant d'air passant directement par la bouche, et par un autre traversant les fosses nasales. De chaque côté des passages nasaux, au-dessus, en avant et en arrière, se trouvent des espaces vides *(sinus)* dans l'épaisseur des os du voisinage ; tous communiquent directement ou indirectement avec le nez. Le volume de ces vides varie suivant les individus : il est certain que, chez chacun d'eux, ils doivent avoir une influence sur la résonnance et la qualité de la voix.

Comme nous avons décrit les organes de la voix, nous allons revenir un instant sur ceux de la parole. L'articulation est effectuée par l'action du palais, de la langue, des dents, des lèvres qui, par suite des variétés presque infinies de position qu'ils peuvent prendre les uns par rapport aux autres modifient et brisent le courant d'air lorsqu'il sort de la bouche par syllabes et par mots. Nous avons donné des détails anatomiques suffisants sur le palais. La langue est formée d'une masse de muscles dont les fibres s'entrecroisent d'une manière compliquée. Sa base est attachée à l'os hyoïde qui, comme l'indique son nom, ressemble à la lettre grecque υ et est placée horizontalement dans la gorge, un peu au-dessus du larynx ; le bord convexe est en avant, les deux apophyses, dites les grandes cornes de l'os, font saillie en arrière. Aux bords supérieur et inférieur sont attachés différents muscles, qui le poussent de haut en bas ; le larynx naturellement participe dans une étendue d'un pouce ou deux aux mouvements d'élévation ou d'abaissement. La langue est aussi attachée par des fibres musculaires et du tissu connectif à la face interne de la mâchoire inférieure, en avant et sur les côtés. La mauvaise réputation que lui ont faite certains moralistes chagrins est en effet d'accord avec l'évidence anatomique : c'est en réalité un double organe ; une portion verticale le divise longitudinalement en deux parties égales : la mobilité de la langue varie suivant les personnes, elle peut être assez étendue pour qu'avec la pointe on touche l'extrémité du nez. D'autres arrivent à la faire passer jusqu'en arrière du voile du palais. Les dents sont au nombre de 32, 16 à chaque mâchoire ; mais il est rare qu'elles soient au complet avant 25 ou 30 ans. Quand elles sont très rapprochées, elles donnent aux paroles une obscurité particulière, mais si elles manquent entièrement en avant, l'articulation de certaines lettres devient impossible. Il est inutile de décrire les lèvres, mais on doit pourtant appeler l'attention sur ce fait, qu'elles sont formées par des fibres musculaires, disposées en faisceaux circulaires autour de la bouche. D'autres fragments charnus mettent les lèvres en communication avec le nez, les joues, et les téguments de la face. Elles peuvent donner lieu à des défauts de prononciation qu'un exercice suffisant corrigera [1].

1. On sait qu'avaler sa langue est une forme de suicide fréquente dans certaines races nègres.

APPENDICE II

OBSERVATIONS SUR LES DIFFÉRENTES THÉORIES RELATIVES
A L'ACTION DES REGISTRES

Idées de Lehfeldt. — Garcia. — Battaille. — Mandl. — Mme Seiler.
— Behnke. — Ilingworth. — Lunn. — Wesley Mills. — Martels. —
Gonguenheim et Lermoyez.

Les vieux maîtres italiens qui passèrent leur vie dans
une heureuse ignorance des bienfaits du laryngoscope,
reconnaissaient seulement deux registres à la voix humaine; le registre de poitrine et la voix de tête ou de fausset [1], termes exactement synonymes [2] pour eux.

1. Ainsi appelés des registres ou arrêts de l'organe.
2. V. Tosi (*op. cit.* p. 15.) et Mancini (*op. cit.* p. 43). Gaillard, le
traducteur anglais de Tosi semble dans une note mise au bas d'une
page, faire une distinction entre le registre de fausset et le registre
de tête. Il dit : (2ᵉ édition, Londres 1743, p. 23.) La *voce di petto* est

Ils s'expriment comme nous dirions, nous autres médecins, d'une façon purement clinique, par l'observation de la voix agissante sans se préoccuper de la manière dont peuvent être produites les différences. Johannes Müller, partant d'un point de vue tout opposé, c'est-à-dire expérimental, et ayant étudié uniquement le larynx enlevé en arrive également à appeler les deux registres, registres de poitrine et de tête.

Le résultat immédiat de la découverte du laryngoscope, a été de jeter dans le sujet une confusion dont on ne saurait conserver l'espoir de sortir, et cela par suite d'une foule d'erreurs d'observation. Chacun prétend qu'il s'en rapporte simplement à ce qu'il a vu et croit avec une véritable obstination.

Garcia [1] admet les voix de poitrine, de fausset et de tête communes toutes les trois aux deux sexes; mais les femmes auraient plus de notes de tête, les hommes plus de notes de poitrine. Chaque registre est subdivisé en deux autres, un haut et un bas. Si nous tenons compte de la définition même de Garcia, et que nous considérions un re-

une voix pleine, venant de la poitrine et plus sonore et plus expressive que l'autre. La *voce di testa* vient de la gorge plutôt que du thorax, et elle est capable de plus de volubilité. Le *falsetto* est une voix artificielle entièrement formée dans la gorge ayant plus de volubilité que n'importe quelle autre, mais moins de corps. Dans le texte de Tosi aucune différence entre la voix de fausset et la voix de tête n'est indiquée.

1. Observations physiologiques sur la voix humaine, 1855, 2e éd. Paris 1861, p. 25, et suiv.

gistre comme une série de sons consécutifs homogènes, allant de bas en haut, et produits par un mécanisme déterminé, il est évident qu'il admet deux mécanismes différents. Mme Seiler [1] croit à la même disposition mais se sépare de Garcia sur quelques points de détail. M. Émile Behnke [2] acceptant la classification de Mme Seiler et la nomenclature de M. Curwen [3] préfère diviser la voix en grosse (thick), mince (thin) et petite (small); chaque variété est subdivisée en supérieure et inférieure comme dans la dichotomie de Garcia. M. Behnke a réussi à faire partager ses vues à son colloborateur M. Lennox Browne [4]. Pourtant l'opinion antérieurement exprimée par celui-ci bien qu'un peu obscure, semblait incliner vers la division plus simple en deux registres.

Le docteur Wesley Mills [5] incline vers les variétés admises par Mme Seiler, mais il défend une terminologie qui n'impliquerait aucune théorie relativement à la production

1. The voice in singing. Philadelphia 1881, P. 53, et suiv.

2. Mechanism of the human voice London 1880, p. 71 et suiv.

3. Teacher's Manual London 1875, p. 173.

4. Medical Hints on the production and management of the singing voice 5th ed. London 1877, p. 31.

5. An examination of some controverted points of the physiology of the voice, especially the register, of the singing voice in the falsetto. (Lu devant l'Association américaine pour l'avancement des sciences à Montréal, août 1882.) Bien qu'il soit en partie d'accord avec Garcia et Mme Seiler, le docteur Mills m'écrivait le 10 avril 1884: « Je ne sache pas ce que je doive être considéré comme un avocat bien convaincu de la division des registres maintenant en vogue.

mais indiquerait simplement le diapason, c'est-à-dire qu'il appelle les registres inférieur, moyen ou supérieur. Mandl [1], qui n'en admet que deux, a déjà employé ce système de nomenclature, il appelle inférieure la voix de poitrine et supérieure la voix de tête. Bataille [2], Loch [3], Vacher, Martel [4], Gouguenheim et Lermoyez sont également partisans du système à deux registres.

Avant de discuter en détail les vues de ces écrivains, il faut remarquer que beaucoup des maîtres de chant trouvent la division en voix de poitrine moyenne ou mixte, en voix de tête ou de fausset, la meilleure au point de vue pratique.

Le désaccord, par rapport aux termes, n'est qu'une bagatelle, si nous le comparons à la diversité d'opinion que nous trouvons entre les autorités rivales sur les faits relatifs à la production de la voix. Dans le cours de certaines expériences sur un larynx disséqué, Lehfeldt [5] souffla avec moins de force qu'il n'en avait l'intention, et produisit de la sorte quelques notes élevées dont le caractère lui rappela le son du flageolet.

Il crut tout aussitôt avoir découvert le secret de la voix

1. Hygiène de la voix parlée ou chantée, 2ᵉ éd. Paris 1879, pp. 37 et suivant.

2. Nouvelles recherches sur la phonation. Paris 1861, pp. 67 et suiv.

3. De la voix humaine, Luxembourg 1871, p. 20ᵉ

4. De la voix chez l'homme, Paris 1877, p. 29.

5. Nonnulla de vocis formatione. Diss. inaug. Berolini, 1835, p. 58.

13

de fausset, qu'il attribua au manque de force du courant d'air, courant trop faible pour mettre en vibration la corde vocale dans toute sa largeur. « Je fus, dit-il, conduit encore à cette conclusion par un autre fait : avec un verre grossissant, je pouvais distinguer les vibrations des cordes vocales dans la voix de poitrine, tandis que je ne le pouvais pas dans les notes de fausset, les bords seuls semblaient en mouvement » [1]. Mais qui empêche la substance même de la corde vocale de vibrer ? Cette question préoccupa notre expérimentateur, mais il finit par apprendre qu'un ancien anatomiste, Fabrice d'Acquapendente, avait démontré que certaines fibres du muscle thyro-aryténoïdien passent horizontalement dans les cordes vocales, et Lehfeldt supposa que, par leur contraction, la vibration du bord externe de la corde pourrait être enrayée. Il est évident que cette hypotèse de Lehfeldt reposait sur une base bien fragile ; elle serait probablement vite tombée dans l'oubli si elle n'eût été adoptée par le grand physiologiste Müller, dont le brillant chapitre sur la voix a servi de pierre angulaire à tous les écrivains qui, depuis, ont créé des doctrines. Le nom de Lehfeldt, malgré la mention qu'en a faite le maître, a été oublié, et sa théorie est constamment citée comme celle de Müller. Elle est adoptée comme vraie par la plupart des physiologistes qui se fondent sur la grande autorité de l'auteur.

Garcia, par suite de l'observation faite avec le laryngoscope, affirme que dans les parties inférieures du regis-

1. Soli margines videbantur agere, *Op. cit.*, p. 58.

tre de poitrine, toute la glotte entre complètement en vibration ; ses bords vibrants comprennent l'apophyse antérieure du cartilage aryténoïde aussi bien que les bandelettes vocales : lorsque le diapason s'élève, les cartilages se rapprochent jusqu'à ce que la vibration soit confinée à la corde vocale. La même chose arrive dans le registre de fausset, mais les dernières parties sont moins tendues, la vibration se fait plutôt vers l'extrémité de la glotte ; l'orifice supérieur du larynx est plus ouvert et l'intérieur est mieux vu. Pour Garcia, la différence fondamentale entre les registres de thorax et de fausset repose sur cette hypothèse que les cartilages aryténoïdes se touchent l'un et l'autre dans toute la profondeur des apophyses vocales (apophyse antérieure, V. p. 178), tandis que dans la dernière les bords sont simplement en contact. La résistance au courant d'air inféro-supérieur serait beaucoup plus grande dans la production de la voix de poitrine que dans la voix de fausset. Garcia dit que dans les registres de tête la glotte devient graduellement plus courte et plus étroite. N'oublions pas que, d'après son propre aveu, l'inventeur du laryngoscope n'a jamais réussi à voir le tiers antérieur de la glotte. Bataille, qui, quoique maître de chant, avait une éducation médicale complète, et avait même été professeur particulier d'anatomie, maintenait que dans la production des notes thoraciques, les ligaments vocaux vibrent dans toute leur étendue, qu'ils sont extrêmement tendus, surtout dans la direction antéro-postérieure ; dans la voix de fausset, les cordes ne vibreraient qu'à leur bord libre et elles sont moins tendues. La différence entre les vues de Bataille et celles de Johannes Müller consiste en ce que le premier divise les ligaments vocaux en trois parties : une partie sous-glottique, le bord libre et la portion ventriculaire.

Dans les registres de poitrine, la partie sous-glottique vibre avec le reste ; dans la voix de fausset, les deux autres seules sont en jeu. Bataille fait une description anatomique soigneuse de la partie sous-glottique des cordes vocales, à laquelle il attache beaucoup d'importance ; mais il ne nous dit pas comment il a pu voir le dessous de ces cordes quand elles sont étroitement rapprochées, Mandl admet que dans le registre inférieur, toute la glotte est d'abord ouverte, puis qu'elle se ferme graduellement laissant une large ouverture elliptique entre les cordes ; dans le registre le plus élevé, les bords de la glotte se rapprochent assez pour qu'il ne reste plus entre eux qu'un intervalle à peu près linéaire, Mandl ne paraît pas avoir noté la forme elliptique de la glotte caractéristique des notes de tête. Les observations de Mme Seiler sur les registres sont la répétition de celles de Garcia, seulement son étude sur les notes de tête est plus minutieuse. Elle dit qu'en les produisant, les vibrations sont diminuées, parce que les parties postérieures des cordes vocales se rapprochent à tel point que leurs vibrations en sont réciproquement entravées. Ainsi, il reste un orifice ovale correspondant en avant à la moitié de la glotte dont les bords seuls vibrent ; l'ouverture se contracte et devient de plus en plus arrondie à chaque élévation de ton [1]. Pour Vacher, la différence des registres correspond également à des différences de longueur de l'élément vibrant.

Ainsi, tandis que les notes de poitrine sont produites par la vibration de toute la longueur de la corde, des aryténoïdes à son point d'attache au thyroïde ; dans la voix de fausset, les cordes, en contact dans une grande partie de leur longueur, ne vibreraient que dans leurs deux tiers antérieurs. L'espace compris entre les surfaces internes des cartilages aryténoïdes est, d'après lui, complètement formé dans les deux registres.

Les vues de Behnke et celles de Mme Seiler sont presque identiques ; elles ne diffèrent que pour un détail ou deux, en ce qui regarde les mouvements des cartilages aryténoïdes. Pour le premier ceux-ci sont de simples plaques de matière résistante capable de vibrer, il pense que la différence entre les registres de poitrine et de fausset consiste dans une diminution de la tension des cordes vocales lorsque l'on passe d'un registre à l'autre. Si le diapason s'élève, la tension est renouvelée, et un autre facteur entre en jeu : le raccourcissement graduel des cordes vocales pressées étroitement l'une contre l'autre à leurs extrémités. De la figure qui accompagne la description de M. Behnke je conclus qu'il admet un rapprochement des extrémités antérieures et postérieures des cordes tel qu'elles se gênent réciproquement dans leur jeu ; la glotte vibrante est réduite à un petit orifice ellip-

1. *Op. cit.* p. 51. 2. *Op. cit.*

tique correspondant au quart environ de toute la longueur de la corde, d'une extrémité à l'autre.

La théorie du Dr Illingworth [1] relativement à la production de la voix de fausset a au moins le mérite de la nouveauté. D'après l'opinion de cet auteur, ce sont les fauses cordes vocales ou bandelettes ventriculaires, qui sont en jeu, de telle sorte que ce registre représenterait une sorte de sifflement laryngé ; la glotte jouerait le même rôle que la bouche, et les bandelettes ventriculaires agiraient comme les lèvres dans le sifflement. Au contraire la voix de poitrine correspondrait à la trompette ; les cordes vocales joueraient le rôle des lèvres de l'instrumentiste ; la partie supérieure du larynx, le pharynx et la bouche constituent le corps de l'instrument.

M. Lunn croit que dans la production de la voix [2] les fausses cordes vocales en ne s'écartant que très faiblement exercent une influence modératrice sur le courant d'air qui sert à la voix ; l'auteur accepte les idées du Dr Illingworth au sujet du registre de tête ; bien qu'il soit très probable que dans la fermeture du larynx pendant la déglutition, les bandelettes ventriculaires se rapprochent étroitement ; je n'ai jamais vu ce rapprochement ni même, pour employer les propres expressions de M. Lunn, une légère séparation durant le chant et la phonation ordinaire. J'ajouterai que dans les cas rares où j'ai

1. *The Mechanisms of the voice* Clarton le Moors, 1882.
2 *Philosophy of voice* 5ᶜ éd. 1886, p. 20.

vu ces bandelettes se rapprocher, le son laryngé a cessé immédiatement.

Les observations du Dr Wesley Mills ont une importance spéciale à cause de leur nombre relativement étendu, et de la manière soigneuse dont elles ont été recueillies. Adoptant la classification de Grüntzner (chanteurs exercés, chanteurs naturels, personnes qui ne chantent pas) le Dr Mills a examiné 50 personnes, et il donne aussi exactement que possible ses résultats dans chaque cas. Il faut noter pourtant que chez la plupart de ces gens l'action des cordes vocales ne peut pas être suivie dans toute l'échelle. Je ne doute pas qu'il y ait d'excellents chanteurs à Montréal, ce n'est pas toutefois une localité où arrivent de tous côtés les artistes célèbres. Parmi les cas du Dr Mills, il y avait seulement dix chanteurs exercés, vingt et un chanteurs naturels et dix-neuf individus qui ne chantaient pas. Par conséquent le résultat de ses recherches est incomplet en ce qui concerne l'action des cordes vocales dans le chant.

Sur ces cinquante cas, trente-sept sont relatifs au sexe masculin, treize au sexe féminin. Chez tous, la glotte était complètement ouverte dans les tons les moins élevés du registre de poitrine. Cette condition persistait jusqu'au

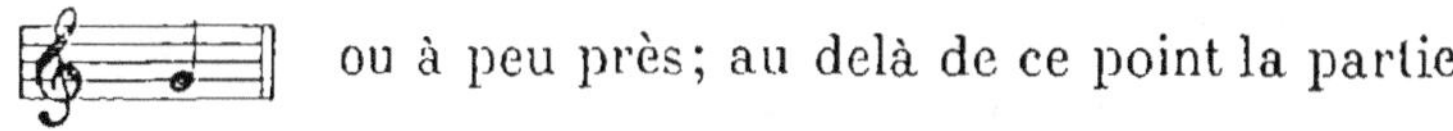 ou à peu près; au delà de ce point la partie intercartilagineuse de la glotte se ferme et le mécanisme de la voix de tête commence; sauf chez les rares individus qui ne se servent que du registre de poitrine

dans toute l'étendue de la voix ; et cela par suite d'un don naturel ou du mode d'éducation qui leur a été appliqué.

Il est à regretter que le Dr Mills n'ait pas dit avec plus de précison ce qu'il entend par le mot ouvert appliqué à la glotte dans l'acte du chant, il peut induire en erreur surtout une personne qui ne possède pas complètement le sujet. Comme nous l'avons déjà dit, la première condition pour la production de la voix est le rapprochement des cordes vocales et même dans les notes de poitrine les plus graves, leurs bords sont si près l'un de l'autre qu'il est impossible de rien voir au-dessous. Par ouvert, je crois qu'il faut entendre un léger entrebâillement ; autrement dit que les cordes ne se superposent pas au point de s'enlever mutuellement une partie de leur mobilité.

En même temps que la question de l'apposition des cordes vocales à leur extrémité antérieure, le Dr Mills observa cette action dans beaucoup de cas parmi les hommes qu'il examina durant la production des hautes notes de fausset. Sur les treize femmes observées par lui, trois seulement pouvaient donner de franches notes de tête M. Mills put voir la glotte distinctement chez deux, il la décrit comme plus ou moins fermée ; la partie antérieure avait juste l'aspect du larynx de l'homme dans les hautes notes de tête.

Aux partisans de la vibration isolée des bords dans ce registre, il demande avec une parfaite justesse jusqu'où s'étendent les bords. Pour lui la glotte intercartilagineuse est alors complètement fermée, la glotte ligamenteuse l'est en partie, les cordes vocales sont énergiquement pressées en arrière, mais à des degrés différents suivant les individus. En avant, elles sont également rapprochées dans les notes élevées des deux registres. Le Dr Mills conclut de tout cela que la force du souffle et la manière de le diriger sont des éléments essentiels dans la production de la voix de fausset. Pour lui, le fausset élevé chez l'homme, la voix de tête chez la femme sont identiques relativement à leur mode de production.

Martels prétend avoir démontré expérimentalement que dans la voix de poitrine, la muqueuse recouvrant les cordes vocales vibre seule, indépendamment de leur substance elle-même. D'après lui, elle adhère étroitement aux parties qu'elle recouvre, et lorsque le son est produit dans un larynx disséqué en soufflant à travers la trachée, on peut parfaitement voir la muqueuse se détacher de la corde vocale sous-jacente et prendre position dans la glotte lorsqu'elle vibre ; quand on pique avec une aiguille la partie en vibration, on n'atteint jamais le tissu musculaire. Martels affirme que le muscle thyro-aryténoïde en se contractant attire les cordes un peu en dehors et laisse un espace elliptique entre leurs bords et le milieu ; la muqueuse se trouvant relâchée peut vibrer plus librement sous l'influence du courant d'air qui franchit la glotte venant d'en bas. Le thyro-aryténoïde prépare la voix, mais c'est le muscle crico-thyroïdien qui produit le chant en donnant à la membrane vocale la longueur, la largeur et le degré de tension nécessaires pour chaque note. D'après

Martels, la vraie différence entre les deux registres, tient à ce que la voix de poitrine répond à la vibration d'une anche, tandis que la seconde est un son de flûte. Dans celle-ci la substance sonore n'est pas la membrane mais l'air lui-même. Notre auteur est d'accord avec la plupart des autres observateurs auxquels j'ai fait allusion en affirmant que dans la voix de fausset, la partie postérieure de la fente glottique est seule fermée, en même temps, les bandelettes ventriculaires se contractent et se rapprochent sur la ligne médiane. Le courant d'air après avoir franchi la glotte inférieure, la véritable, vient frapper contre les bords saillants de la supérieure (formée, comme nous l'avons dit, par le rapprochement des cordes vocales). Plus le ton est élevé, plus l'orifice glottique est petit, plus les les bandelettes ventriculaires sont rapprochées. Martels conclut de là que l'orifice appelé par lui glotte supérieure est le principal facteur de la voix de fausset, expression synonyme de voix de tête. D'après lui un chanteur dont les bandelettes ventriculaires sont détruites ou immobilisées par la maladie est incapable de donner des notes de tête.

MM. Gouguenhein et Lermoyez résument leurs vues sur les différents modes de production dans la formule suivante, qui pourtant même d'après eux, ne doit pas être prise à la lettre pour tous les cas :

Voix de poitrine = Larynx contracté + pharynx relâché.

Voix de tête = Larynx relâché + pharynx contracté.

La véritable condition physiologique de la production de la voix de tête est d'après ces auteurs le relâchement de la glotte, en second lieu le raccourcissement de la portion vibrante. Par lui-même, le relâchement des cordes doit, d'après les lois de la physique, abaisser le diapason. On atténue la difficulté en raccourcissant les cordes, ce qui les rend capables de produire des tons d'un diapason élevé avec une tension moindre que cela ne serait nécessaire avec les cordes les plus longues.

MM. Gouguenhein et Lermoyez accordent beaucoup d'importance à ce fait, qu'il existe une différence de timbre aussi bien que de diapason entre les deux registres. Le caractère flûté spécial de la voix de fausset avec peu de renforcement des harmoniques serait dû : 1° à la fermeture étroite des conduits nasaux par une contraction énergique du voile du palais ; 2° à une disposition spéciale de la cavité buccale ; les joues seraient plus tendues et vibreraient avec plus de force que dans le registre de poitrine. Dans un travail indépendant et plus récent, M. Lermoyez exprime une opinion un peu différente [1]. Le diapason serait modifié seulement par les variations de la tension dans les cordes vocales ; avec Martel il rattache la différence entre les voix de poitrine et de tête à ce fait que, dans la première, la corde vocale vibre dans sa totalité tandis que dans la seconde la muqueuse seule est

____

1. *Étude expérimentale sur la phonation*, Th. de Paris, p. 199 et suiv.

en action. Lermoyez rejette l'idée que la différence tienne à la longueur de la corde.

Cette revue sur les explications scientifiques relatives aux registres de la voix humaine nous a montré que malgré la confusion, malgré toutes les divergences d'opinion, il y a plus d'unanimité qu'on ne le croirait à première vue. Laissons de côté les considérations excentriques comme celles de M. Illingworth qui veut absolument voir une trompette et une flûte dans l'appareil vocal de l'homme, les subtilités comme celles du Dr Martel sur le bord vibrant, nous trouvons une unanimité sérieuse relativement aux phénomènes essentiels ; par exemple : 1° à la tension plus grande des cordes vocales dans le sens antéro-postérieur par la voix de poitrine ; 2° à l'étroitesse plus prononcée de l'orifice glottique dans la voix de poitrine que dans la voix de tête ; 3° à la quantité plus faible de substance mise en vibration dans cette dernière. Tout le monde admet également qu'elle exige un courant d'air beaucoup moins fort que la voix de poitrine. Chaque chanteur sait par expérience qu'il est d'autant plus difficile de rendre une note piano que son diapason est plus élevé, par contre il est très difficile de rendre en *forte* une note de fausset.

Les principaux points dans lesquels on trouve de la difficulté intéressant les relations mutuelles des cartilages aryténoïdes dans les deux registres ; et le contact ou l'écartement des cordes vocales à leur extrémité antérieure dans la voix de tête, la quantité de substance qui vibre dans chacune d'elles ; l'action, ou plutôt les changements de position relatifs dans les parties sous-glottiques surtout dans les bandelettes ventriculaires. A propos du premier point tout le monde admet que dans l'échelle ascendante les apophyses vocales se rencontrent à un certain point. Bataille, Vacher, Meyer, MM. Gougenheim et Lermoyez affirment que l'obturation de cet espace par opposition des cartilages est une condition *sine quâ non*. D'un autre côté Mandl a admis l'ouverture de toute la glotte dans les basses notes du registre thoracique. D'après lui, elles ne se toucheront qu'en avançant un peu en haut, lorsque la glotte semble divisée en une partie antérieure et une partie postérieure. Mandl admet que la fente postérieure se ferme tandis que l'antérieure diminue de volume, hypothèse conforme à celles qu'ont formulées d'autres observateurs. Behnke a fait remarquer que d'après ses expériences, il existe dans le registre thoracique un petit espace triangulaire entre les cartilages aryténoïdes, qui devient plus petit à mesure que le ton s'élève, jusqu'à ce que la limite supérieure soit atteinte ; je n'ai pu trouver rien de semblable dans le registre de tête [1].

MM. Gougenheim et Lermoyez se moquent de l'idée de Mandl admettant que la glotte cartilagineuse est ouverte dans les basses notes de poitrine. Mais, M. Wesley Mills et moi, nous avons trouvé que cette partie est ouverte jusqu'à ce qu'une certaine note ait été atteinte ; j'ai même

---

1. *Mechanisms of the human voice London*. 1880, p. 87.

cru ses bords écartés dans toute l'échelle. Gougenhein et Lermoyez affirment pourtant avec énergie que sans l'occlusion de cet espace aucun son vocal n'est possible. Si leurs vues sur ce point sont fausses, disent-ils, toute la théorie tombe en pièces. Dans un travail plus récent auquel nous avons fait allusion les idées professées par Lermoyez ne sont déjà plus tout à fait les mêmes.

APPENDICE III

On a objecté aux observations faites avec le laryngoscope,
surtout quand la langue est tirée, que l'action des cordes vocales n'est pas tout à fait la même alors que dans les conditions
normales; M. Lunn doute même que le son d'une de nos plus
infatigables autolaryngoscopistes possède aucune qualité musicale. Le fait que la liste donnée ci-dessous renferme des observations prises sur les chanteurs les plus célèbres de notre temps
(chanteurs de profession ou amateurs) montrera qu'on a pris
des organes d'une grande valeur et un bon mode de production de la voix.

Voici les noms de quelques-uns des chanteurs :

Mmes Nillsson, Albani, Patty; Mlles Anna Williams Gris-
wold, Ozelio, Carlotta Elliot, Florence St-John, Jessie Bond,
Fanny Leslie; MM. Maas, Foli, Robertson, Ernest Birch, Charles Wade, Hayden Coffin, Corner Grain, Deane Brand, Bernard
Lane, Nollin et George Power. Les amateurs sont tous des
chanteurs très connus dans le monde de Londres. Les observations faites sur beaucoup d'autres chanteurs ne peuvent pas

être utilisées parce qu'il n'a pas été possible de voir le travail des cordes vocales dans toute l'étendue de l'échelle. Je ne me considère pas comme compétent pour savoir si une note donnée possède ou ne possède pas une haute qualité esthétique mais en examinant les fameux chanteurs qui ont la bonté de me permettre d'étudier leurs cordes vocales, je les ai laissés déterminer si la note était bonne. Les objections de M. Lunn ne sont pas applicables à ma série de cas, j'ai déjà montré les difficultés de faire un examen laryngoscopique de la voix chantante, mais on peut ajouter que parfois le mécanisme semble varier pour le même individu en différentes occasions. Chez certaines personnes, l'aspect est net à un moment donné, obscur à un autre.

Afin de pouvoir réunir 50 cas dans les tableaux, j'ai dû examiner trois à quatre cents larynx parce que, dans un grand nombre de cas, on ne peut pas surveiller l'acte du chant pendant son entière exécution. Les cas que je publie ne venaient à l'origine qu'en seconde ligne, mais j'en ai enlevé quelques-uns de la liste originale afin de pouvoir leur substituer ceux des plus fameux chanteurs. Cette série ne peut être regardée comme une série choisie, il n'y a eu de choisi que les belles voix. Avant de parcourir ces tableaux, le lecteur fera bien de se reporter aux textes afin d'avoir présent à l'esprit ce que nous avons dit des registres.

TABLEAU montrant la forme de la glotte et la condition des cordes vocales durant le chant.
Dans tous les cas, l'étendue a été contrôlée par le piano, et les notes auxquelles certains changements décrits ont été observés l'ont été également.

HOMMES

Nº	Voix	Étendue	État de la glotte cartilagineuse	État de la glotte ligamenteuse	Remarques
I.	Ténor exercé	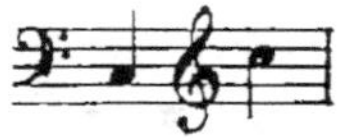	Ouverte à 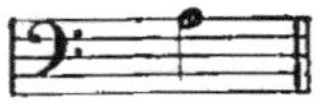 Fermée au-dessus	Occlusion graduelle et complète.	
II.	Ténor exercé	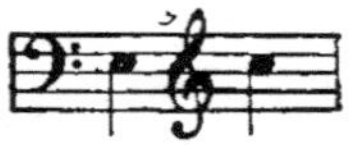	Ouverte à 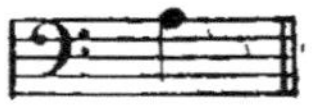 Fermée au-dessus	Occlusion graduelle et complète.	

No	Voix	Étendue	État de la glotte cartilagineuse	État de la glotte ligamenteuse	Remarques
III.	Ténor exercé	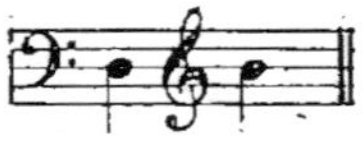	Ouverte à 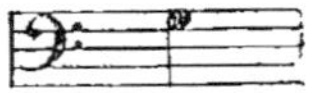 à Fermée 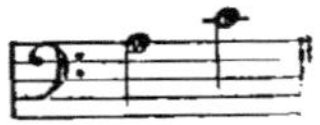 Étroitement fermée à 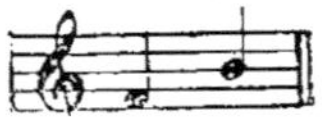	Fermeture graduelle à 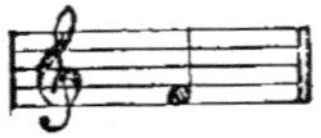 Ouverture elliptique en avant	De 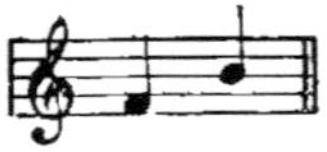 à qualité distincte de la voix de fausset reconnue comme telle par le chanteur.
IV.	Ténor exercé	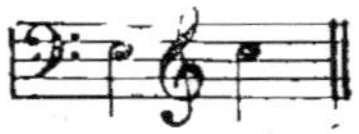	Ouverte jusqu'à 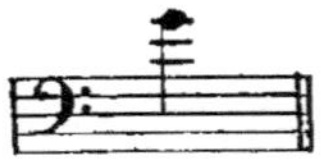 Au-dessus, étroitement fermée.		
V.	Ténor exercé	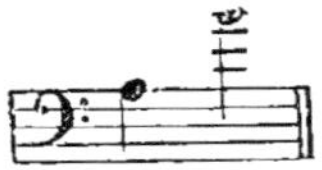	Toujours fermée	Fermeture graduelle	

N°	Voix	Étendue	État de la glotte cartilagineuse	État de la glotte ligamenteuse	Remarques
VI.	Ténor exercé	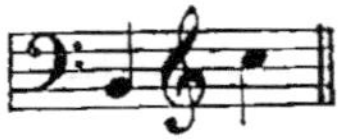	Ouverte à 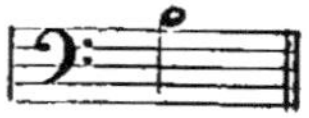 Fermée au-dessus	Occlusion graduelle, mais complète	
VII.	Ténor exercé	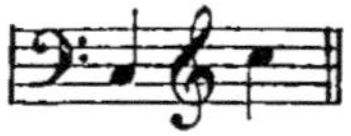	Ouverte à 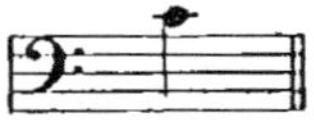 Fermée à 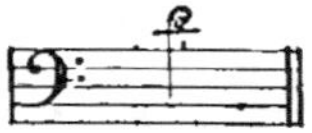 Fermée étroitement à 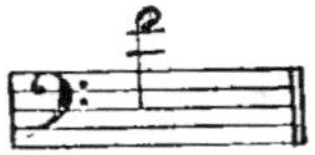	Triangle isocèle à 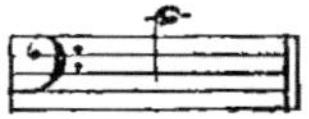 Au-dessus, ouverture elliptique occupant la glotte ligamenteuse.	

N°	Voix	Étendue	État de la g'otte cartilagineuse	État de la glotte ligamenteuse	Remarques
VI II.	Ténor exercé		Toujours fermée, mais étroitement Fermée de · à	Fermeture graduelle et complète	Chez ce chanteur, l'étendue était plus considérable que chez aucun de ceux que j'ai examinés.
IX.	Ténor exercé		Ouverte à Fermée au-dessus	Fermeture graduelle complète	
X.	Ténor exercé		Ouverte à Fermée au-dessus	Fermeture graduelle complète	
XI.	Ténor exercé		Ouverte à Fermée au-dessus	Fermeture graduelle mais complète	

N°	Voix	Étendue	État de la glotte cartilagineuse	État de la glotte ligamenteuse	Remarques
XII.	Baryton exercé		Fermée dans toute l'échelle Étroitement fermée Plus haut, couverte[1]	a fermée en avant laissant une ouverture elliptique longue de 1/8 de pouce.	
XIII.	Baryton naturel		Ouverte à Fermée à Étroitement fermée à	Fermeture graduelle: ouverture elliptique à	

1. Couvert indique que les cartilages de Santorini et les cartilages aryténoïdes empêchent complètement de voir la partie postérieure de la glotte.

N°	Étendue	Étendue	État de la glotte cartilagineuse	État de la glotte ligamenteuse	Remarques
XIV.	Baryton naturel	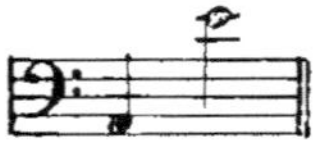	Fermée à	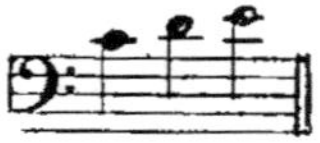 Fermeture graduelle : fermée antérieurement aux trois notes supérieures	N'a pas la qualité de voix de fausset dans les notes supérieures.
			Étroitement fermée aux trois notes supérieures	pour 1/8 de pouce.	
XV.	Baryton exercé	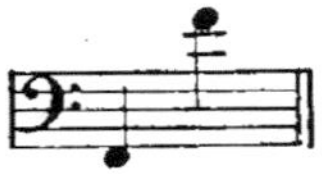	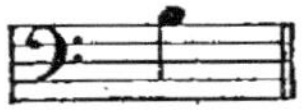 Ouverte à	Fermée complètement dans l'octave supérieure.	La partie supérieure de la voix ne paraît pas en fausset.
			Fermée à		
			Étroitement fermée au-dessus		
			Couverte à		

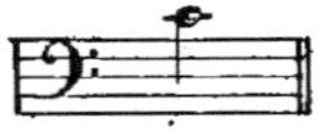

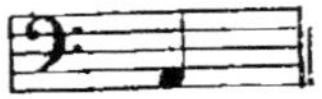

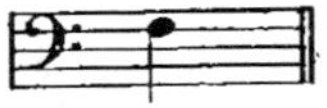

Nᵒ	Voix	Étendue	État de la glotte cartilagineuse	État de la glotte ligamenteuse	Remarques
XVI.	Baryton exercé	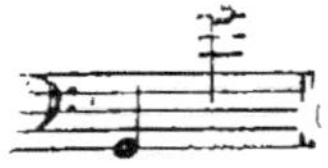	Ouverte à 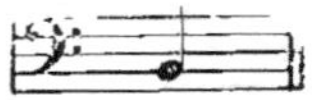 Fermée à 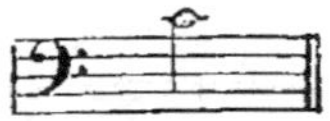 Plus haut, étroitement fermée	Dans les 5 notes supérieures, ouverture elliptique en avant. Pas de fermeture des cordes vocales antérieurement.	
XVII.	Baryton	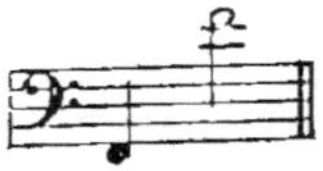	Ouverte à 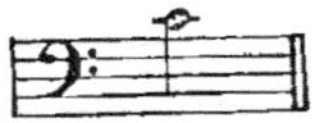 Fermée plus haut	Fermeture graduelle, mais complète.	Reconnaît lui-même un changement de mécanisme à 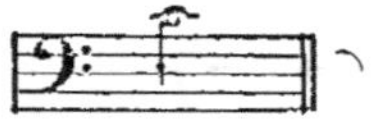
XVIII.	Baryton exercé	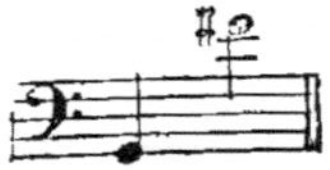	Ouverte à 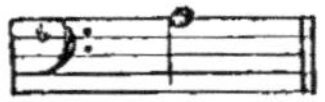 Fermée plus haut	A 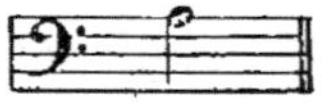 fermeture graduelle ou bien ouverture elliptique, à volonté.	Dans ce cas, les notes élevées peuvent être produites avec l'anche longue ou courte.

N°	Voix	Étendue	État de la glotte cartilagineuse	État de la glotte ligamenteuse	Remarques
XIX.	Baryton exercé	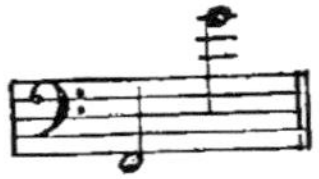 Jus qu'à	Ouverte à 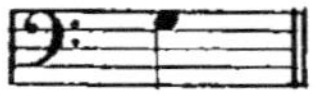	Fermeture graduelle, mais complète.	
XX.	Baryton naturel	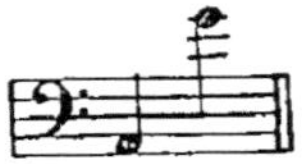	Ouverte à 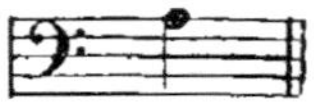	Fermeture graduelle de à 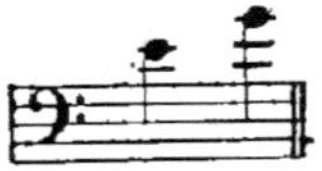 étant complètement fermée.	
XXI.	Basse exercée	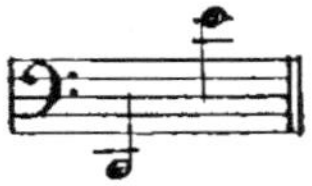 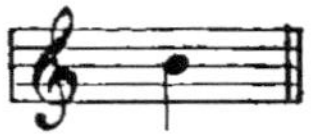 en fausset	Ouverte à 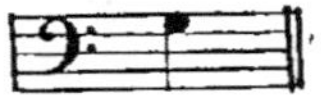 fermée au-dessus 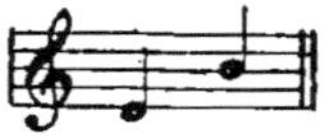 ; de à étroitement fermée.	Fermée dans les cinq notes supérieures, ouverture elliptique commençant à la commissure antérieure.	

N°	Voix	Étendue	État de la glotte cartilagineuse	État de la glotte ligamenteuse	Remarques
XXII.	Basse exercée		Ouverte à ♪ Fermée à ♪ Étroitement fermée à ♪	Jamais fermée ♪ Au-dessus, fermeture d'avant en arrière.	Tout l'octave supérieur en fausset. Chanteur très populaire; sa puissance vocale mimique n'est probablement surpassée par personne.
XXIII.	Basse exercée		Jamais fermée	Jamais complètement fermée.	
XXIV.	Basse exercée		Ouverte à ♪	Jamais complètement fermée.	
XXV.	Basse exercée		Fermée quand la note est soutenue ; reste ouverte dans le *staccato*.	Jamais complètement fermée.	Les cartilages aryténoïdes paraissent vibrer distinctement dans les notes inférieures.

FEMMES

No	Voix	Étendue	État de la glotte cartilagineuse	État de la glotte ligamenteuse	Remarques
I.	Soprano exercé		Ouverte à	Fermeture graduelle, ouverture elliptique.	Pense que la voix de tête commence à
			Fermée à		
			Fermée à		Note un changement de sensation dans la gorge à
II.	Soprano exercé	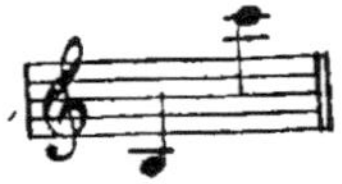	Fermeture dans toute l'échelle.	Fermeture graduelle.	

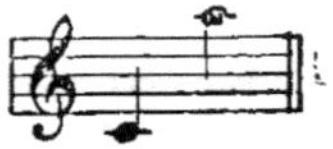

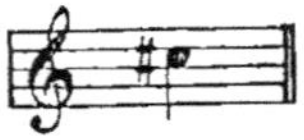

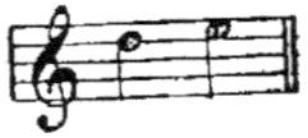

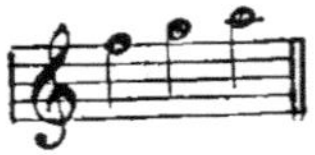

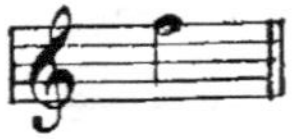

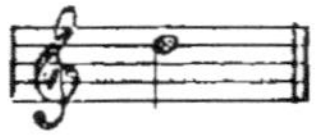

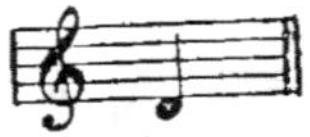

Nº	Voix	Étendue	État de la glotte cartilagineuse	État de la glotte ligamenteuse	Remarques
III	Soprano exercé	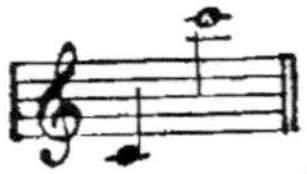	Complètement ouverte.	Rapprochement graduel, jamais fermeture complète.	Pense que les notes au-dessus de 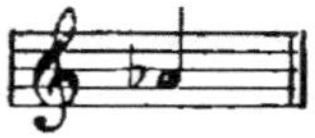 … sont des notes de tête ; cette opinion n'est pas appuyée par l'observation laryngoscopique.
IV.	Soprano exercé	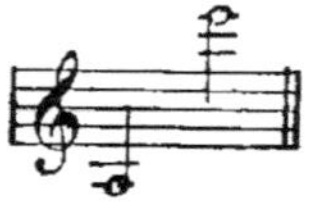	Ouverte à 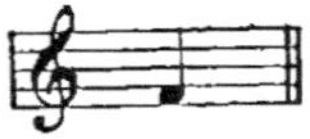 … Fermée au-dessus	Fermeture graduelle complète.	
V.	Soprano exercé	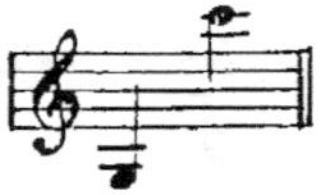	Fermée complètement	Fermeture graduelle et complète, de telle sorte que dans les 4 notes supérieures il est à peine possible de distinguer la ligne de démarcation entre les cordes vocales.	

Nº	Voix	Étendue	État de la glotte cartilagineuse	État de la glotte ligamenteuse	Remarques
VI.	Soprano exercé	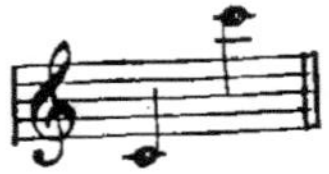	Ouverte à 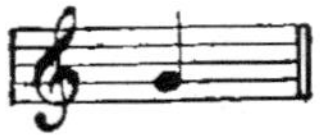 Fermée à 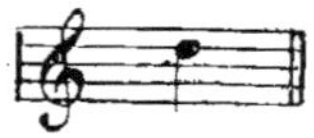 Étroitement fermée au-dessus	Fermeture graduelle, mais jamais complète ; légère ouverture elliptique persistant dans les notes supérieures.	
VII.	Soprano exercé	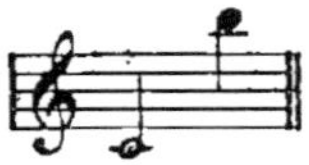	Ouverte à 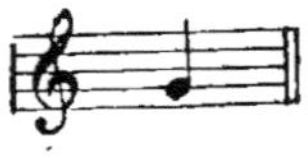	Jamais complétement fermée.	
VIII.	Soprano exercé	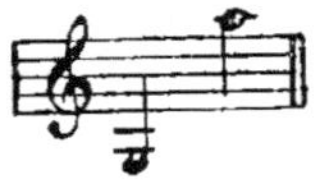	Ouverte à 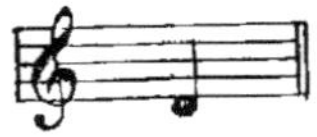 Fermée au-dessus.	Jamais tout à fait fermée.	Considère que 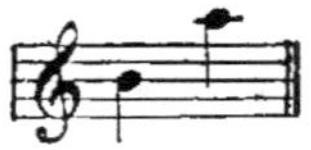 sont des notes de tête, pas d'ouverture elliptique.

Nº	Voix	Étendue	État de la glotte cartilagineuse	État de la glotte ligamenteuse	Remarques
IX.	Soprano exercé	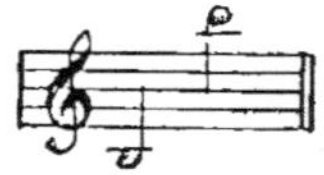	Ouverte à 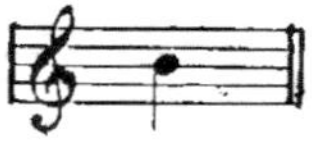 fermée au-dessus.	Rapprochement graduel, mais jamais complètement fermée	Croit que de 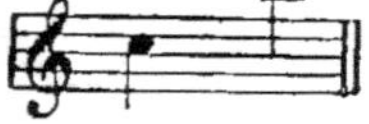 ce sont des notes de tête.
X.	Soprano exercé	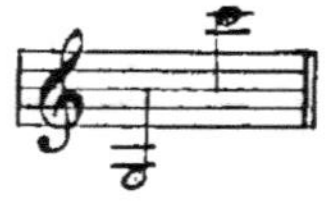	Ouverte à 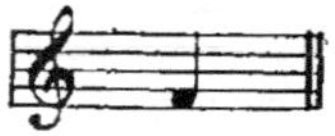 fermée au-dessus.	Rapprochement graduel, mais jamais fermeture complète.	
XI.	Soprano exercé	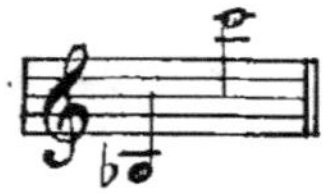	Ouverte à 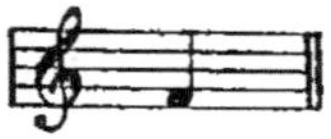 fermée au-dessus.	Rapprochement graduel, mais jamais fermeture complète.	

N°	Voix	Étendue	État de la glotte cartilagineuse	État des ligaments de la glotte	Remarques
XII.	Mezzo-soprano naturel	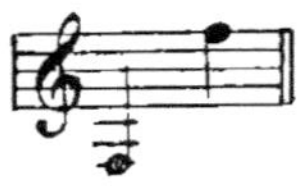	Ouverte à 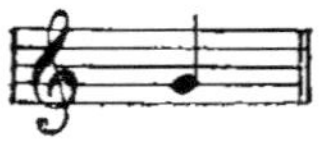 / fermée au-dessus.	Fermeture gra-duelle et complète.	
XIII.	Mezzo-soprano naturel	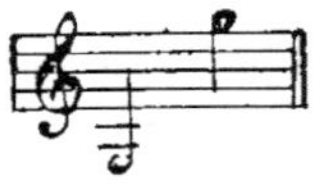	Fermée dans toute l'étendue / étroitement fermée à 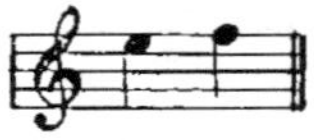 / couverte sur ce point.	Fermeture gra-duelle avec ferme-ture antérieure à 1/8 de pouce dans les quatre notes su-périeures.	
XIV.	Mezzo-soprano exercé	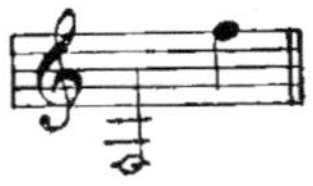	Ouverte à 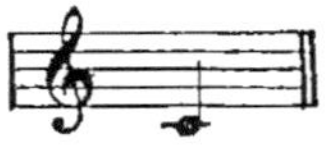 / fermée au-dessus.	Fermeture gra-duelle et complète.	Pense que les trois notes supérieures sont des notes de tête

N°	Voix	Étendue	État de la glotte cartilagineuse	État de la glotte ligamenteuse	Remarques
XV	Mezzo-soprano exercé		Ouverte à Fermée au-dessus	Fermeture graduelle et complète.	Changement entre et encore entre: Changement correspondant visible au laryngoscope.
XVI.	Mezzo-soprano exercé		Ouverte à Fermée au-dessus	Jamais fermée.	Un changement de registre a toujours lieu, mais pas de changement correspondant au laryngoscope.

N°	Voix	Étendue	État de la glotte cartilagineuse	État de la glotte ligamenteuse	Remarques
XVII.	Mezzo-soprano exercé	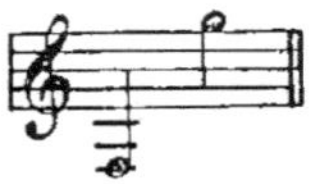	Ouverte à 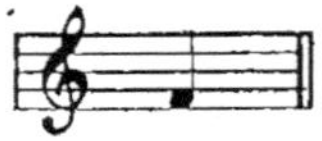 Fermée à 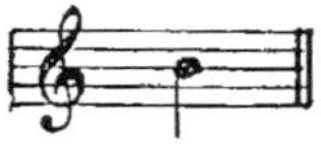 Étroitement fermée à 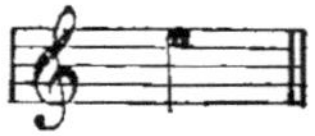 couverte au-dessus.	Fermeture graduelle à 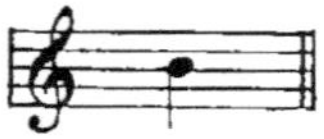 plus haut, l'ouverture elliptique disparaît.	
XVIII.	Mezzo-soprano naturel	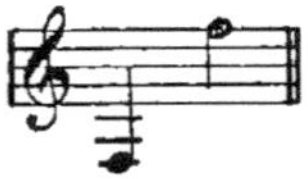	Ouverte à 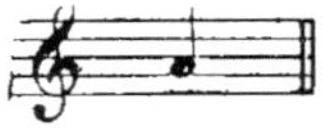 Fermée à 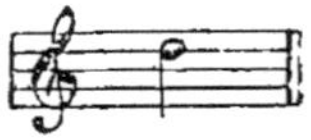 Étroitement fermée à 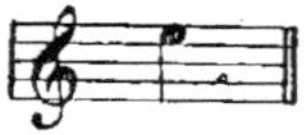	De 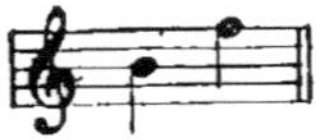 parfois il se fait une fermeture complète; d'autres fois, les cordes vocales sont rapprochées jusqu'à 1/16 de pouce en avant, et en arrière, à moins de 3/8.	

N°	Voix	Étendue	État de la glotte cartilagineuse	État de la glotte cartilagineuse	Remarques
XIX.	Mezzo-soprano exercé	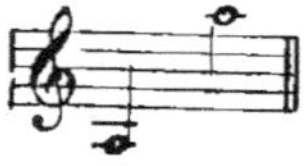	Ouverte à 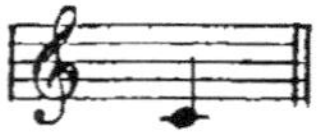 Fermée à 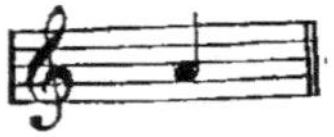 Étroitement fermée à 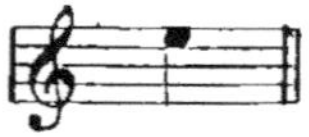 couverte au-dessus.	Fermeture graduelle mais ouverture elliptique dans l'octave supérieure.	
XX.	Contralto exercé	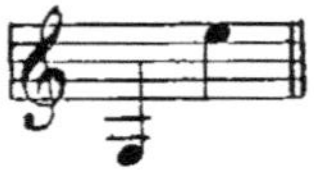	Ouverte à 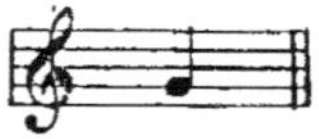 fermée au-dessus.	Jamais complètement fermée.	Pense qu'un changement de registre arrive entre 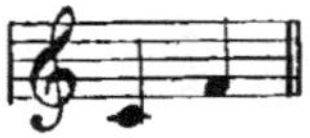

N°	Voix	Étendue	État de la glotte cartilagineuse	État de la glotte ligamenteuse	Remarques
XXI.	Contralto exercé	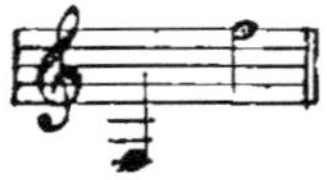	Jamais fermée.	Jamais complètement fermée.	Considère qu'un changement a lieu à 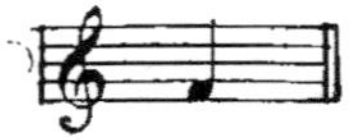
XXII.	Contralto exercé	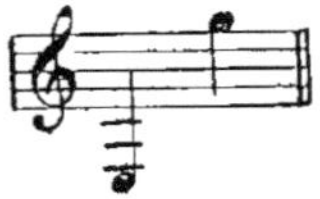	Ouverte à 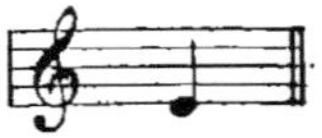 fermée au-dessus.	Fermeture graduelle et régulière de la glotte, qui disparaît après que l'ouverture a présenté la forme d'un triangle isocèle.	Pense que 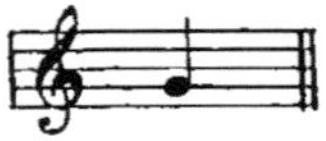 est un registre différent et qu'un autre changement se fait à 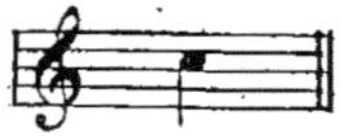 pas de changement correspondant au laryngoscope.

Nº	Voix	Étendue	État de la glotte cartilagineuse	État de la glotte ligamenteuse	Remarques
XXIII.	Contralto naturel	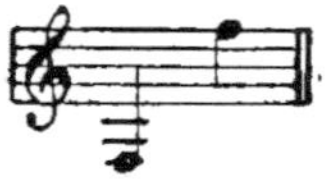	Jamais fermée	Fermeture graduelle.	
XXIV.	Contralto exercé	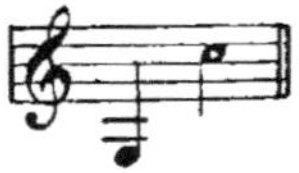	Jamais fermée (un bon intervalle).	Jamais fermée.	
XXV.	Contralto exercé	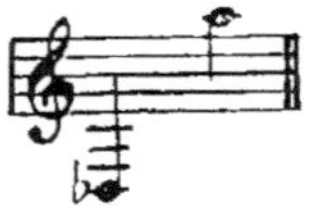	Ouverte à 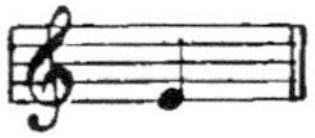 / Fermée à 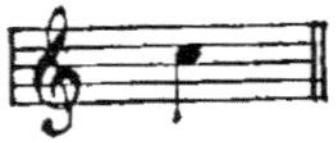 / Étroitement fermée à 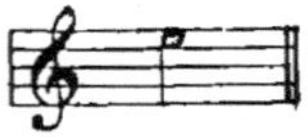 / couverte au-dessus.	Fermeture graduelle avec ouverture elliptique diminuant.	

TABLE DES MATIÈRES

	Pages
Chap. 1er. — Introduction	1
Chap. II. — Physiologie des organes de la voix	5
Chap. III. — La voix dans le chant	27
§ Ier. — La voix; son développement et son déclin	27
§ II. — Les registres	32
Chap. IV. — Exercices de la voix pour le chant	54
§ Ier. — Choix du maître	54
§ II. — Gymnastique vocale	67
§ III. — Exercice de la voix chez les enfants	90
Chap. V. — Soins à donner à la voix lorsqu'elle est formée	98
Chap. VI. — Hygiène spéciale des chanteurs	102
Chap. VII. — La voix parlante	120
§ Ier. — Mécanisme de la parole	120
§ II. — Défauts de la parole	125
§ III. — Difformités et maladies des organes de la voix	131
Chap. VIII. — Exercice de la voix parlante	137
§ Ier. — Nécessité de l'exercice	137
§ II. — Effets de l'exercice	146
§ III. — Détails de l'exercice	150
§ IV. — Correction des défauts	152
§ V. — Hygiène spéciale des orateurs	160
§ VI. — Conclusions	164
Appendice I. — Anatomie des organes vocaux	168
Appendice II. — Observations sur les différentes théories relatives à l'action des registres	190
Appendice III	207

CHATEAUROUX. — TYP. ET STÉRÉOTYP. A. MAJESTÉ